ZERO WASTE KOSMETIK

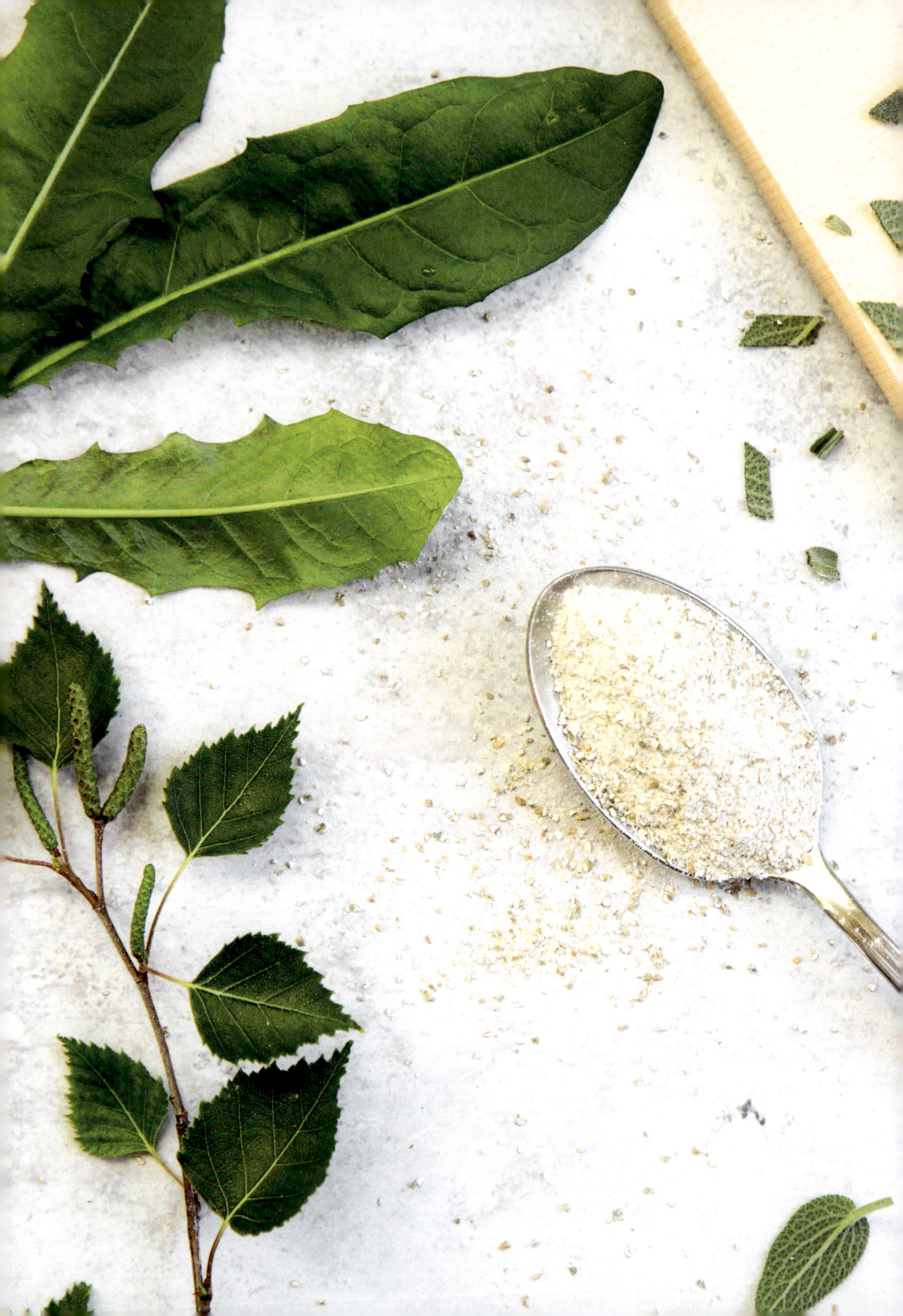

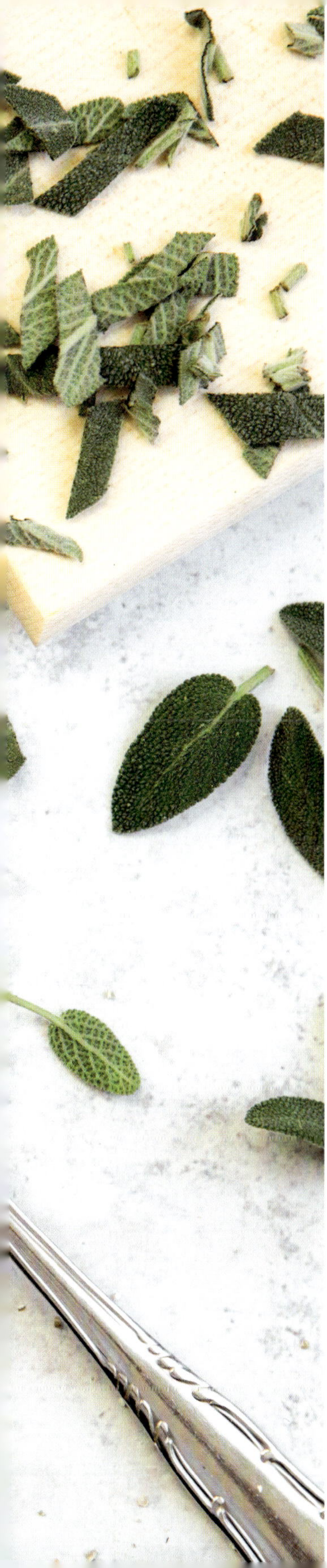

Melanie Göppert

ZERO WASTE KOSMETIK

NATÜRLICH SCHÖN UND GEPFLEGT MIT KAROTTE, KAFFEEPULVER & CO.

ulmer

DAS STECKT IM BUCH

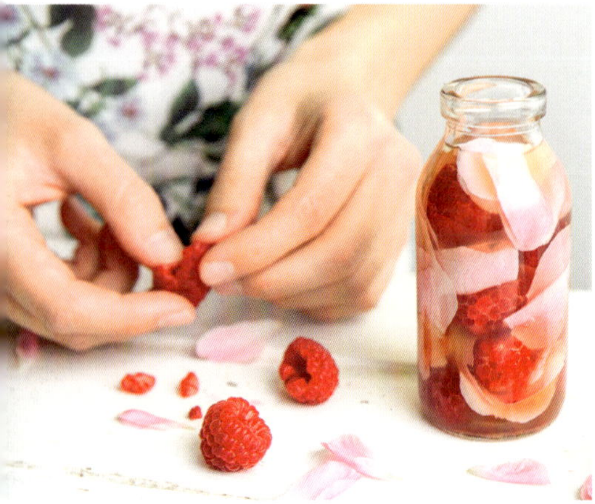

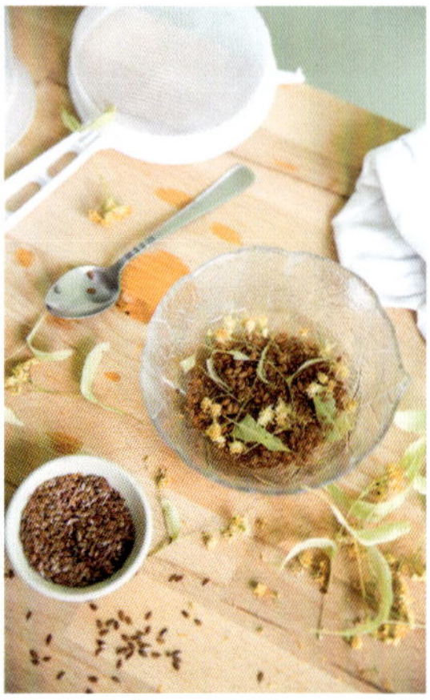

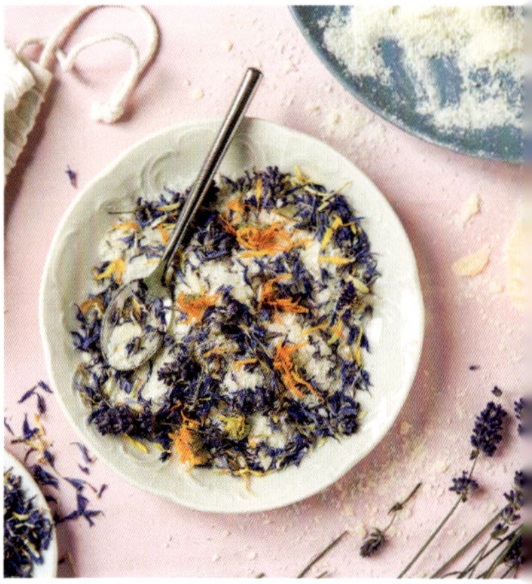

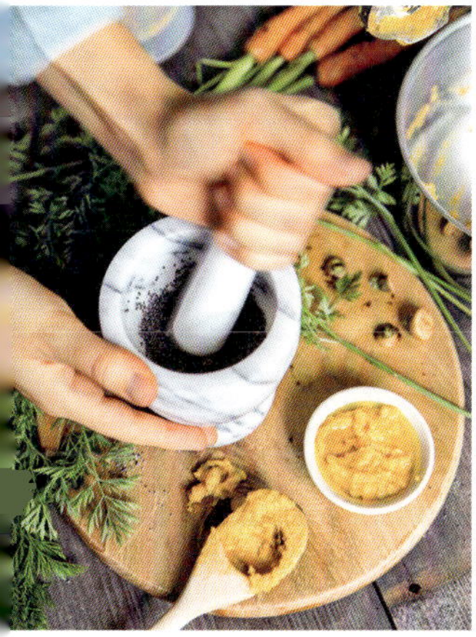
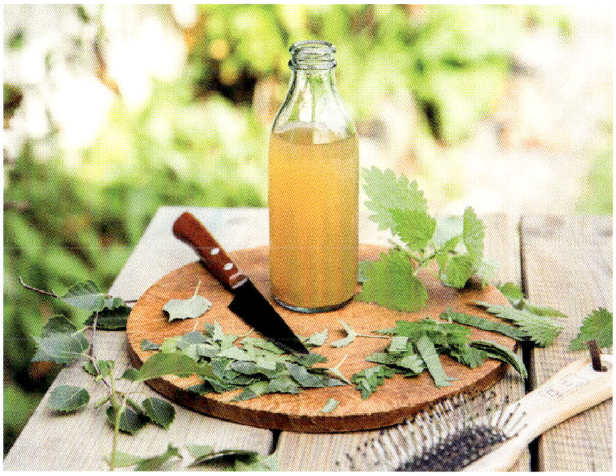
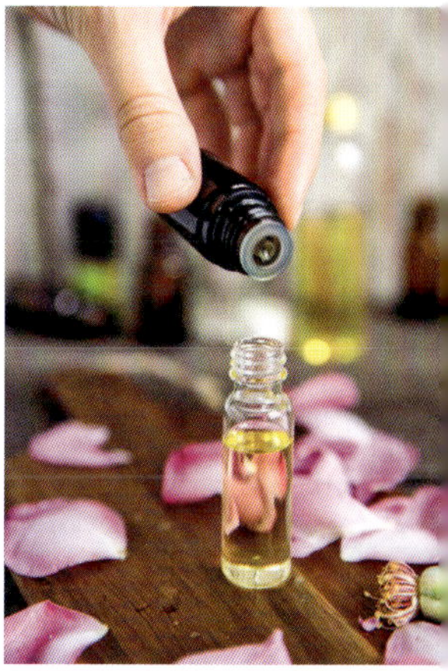

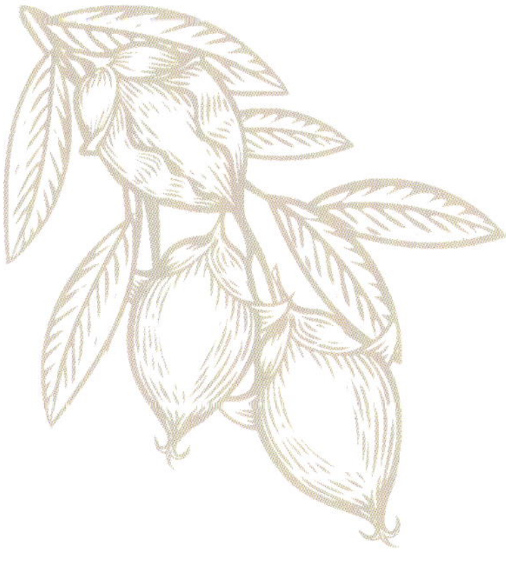

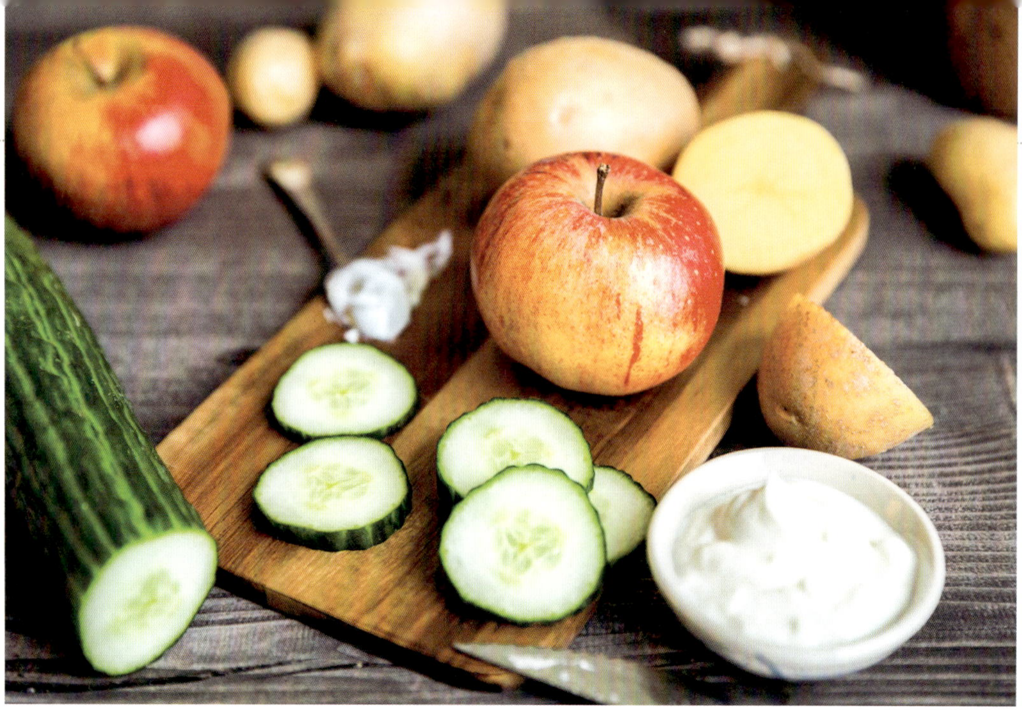

Für mich ist die Haut ein Wunderwerk der Natur.

Unser größtes Sinnesorgan erfüllt wichtige Aufgaben, die es zu bewahren gilt: Sie ist durchlässig und schützt uns gleichzeitig vor Flüssigkeitsverlust und Krankheitserregern. Sie dient als Filter gegen Licht und als Polster gegen Druck. Sie ist empfindlich bei Berührung, Schmerz, Kälte und Hitze. Zudem funktioniert unsere Haut als Warnsignal, als Spiegel der Seele – geht es uns schlecht, verändert sie sich. Sie zeigt unsere Gefühle an, indem sie errötet, erblasst oder Flecken bekommt. Bei kleineren Verletzungen kann sie sich, wenn wir ihr Zeit lassen, selbst heilen und wieder erneuern. Und egal, wie viel Geld wir für Anti-Aging-Produkte ausgeben, das Altern erkennen wir zuerst an der Haut.

Von vielen Menschen wird die Haut in ihrer Bedeutung völlig unterschätzt und in ihrer Pflege überstrapaziert, was zur Folge hat, dass sie häufig gleichzeitig überfordert und überversorgt wird. Allergische Reaktionen der Haut nehmen ständig zu. Laut Werbung sollen wir täglich duschen, am besten zwei Mal. Aber gewöhnliche Duschgels und Shampoos trocknen unsere Haut aus, so dass wir wieder mehr Geld für Cremes, Lotionen & Co. ausgeben müssen. Die Badezimmer sind voll von Plastikflaschen, Tuben und Tiegeln. Für jeden Hauttyp und für jede Körperstelle gibt es ein anderes Mittel. Wie viele andere Menschen fühlst du dich vielleicht im Dschungel der Kosmetik völlig verloren. Dabei ist es gar nicht so schwer, die Haut sinnvoll zu pflegen.

Aber nicht nur im Bereich der Kosmetik ist es gut, auf die Haut zu achten, die Ernährung spielt dabei ebenfalls eine wesentliche Rolle.

Einfach, aber wahr: Unsere Haut nährt sich zuerst von innen, von den Lebensmitteln, die wir aufnehmen. Obst, Gemüse, Getreide, Milch und Pflanzenöle enthalten essenzielle Vitamine, Mineralstoffe und Spurenelemente, die unsere Haut mit dem versorgen, was sie braucht. Dieses Buch widmet sich der äußeren Pflege dieses besonderen Organs. Eine gesunde Haut braucht keine besonders aufwendige Kosmetik – weniger ist mehr. Die Natur hat vorgesorgt und sie mit allem Wichtigen ausgestattet. Die Talgdrüsen produzieren, wenn man sie lässt, ständig schützendes Hautfett nach, auch die Kopfhaut. Trotzdem ist es ab und zu notwendig, der Haut etwas Gutes zu tun. Mit Mitteln aus der Natur hilfst du deiner Haut wieder zu lernen, sich um sich selbst zu kümmern.
Wenn du dieses Buch in den Händen hältst, bist du vermutlich schon längst zu demselben Schluss gekommen wie ich: Konventionelle Kosmetik, angeboten in vielen kleinen Verpackungen, die viel Müll erzeugen, mit verschiedenen künstlichen Farb- und Duftstoffen versetzt und hergestellt aus synthetischen Grundstoffen, will ich nicht mehr verwenden!
Komm mit zurück zur Natur. Wähle bewusst Zutaten und ihre Inhaltsstoffe aus und genieße es, dass du sie bedenkenlos verwenden kannst. Dabei tust du nicht nur deinem Körper, deinem Geist und deiner Seele etwas Gutes, sondern auch der Umwelt. Naturkosmetik selbst herzustellen, bedeutet nicht nur Hautpflege, sondern auch das gute Gefühl, mit Zutaten zu arbeiten, die unseren Körper und unsere Haut unterstützen, statt sie zu belasten.

Das Besondere an meiner Naturkosmetik: Sie basiert auf einfachen, aber hochwertigen Zutaten aus Kühlschrank, Küche, Markt oder Garten, ist in den meisten Fällen superschnell hergestellt, braucht keine Konservierungsstoffe und erst recht keine Plastikverpackung. Eine schöne Gesichts-, Rasier- oder Duschcreme zu rühren ist außerdem eine Wohltat für die Seele. Mit diesem Buch möchte ich dich für einfache Zutaten aus der Vielfalt der Natur begeistern und dich außerdem mit dem Selbermach-Virus infizieren. Ich wünsche dir gutes Gelingen!

Deine

Melanie Göppert

WAS UNSERE HAUT BRAUCHT

In der Naturkosmetik gilt das gleiche Prinzip wie bei der Ernährung: Das Beste sind Zutaten mit einer hohen Qualität, die bei der Produktion möglichst wenig Giftstoffen wie Spritzmitteln ausgesetzt wurden und die dazu noch frisch und in einwandfreiem Zustand verwendet werden.

Alle Zutaten wie Milchprodukte, Kräuter, Obst und Gemüse besorgst du sinnvollerweise in kontrolliert biologischer Qualität – auf dem Markt, im Bioladen oder, wenn du die Möglichkeit hast, aus dem eigenen Garten. Für die Cremes ist wichtig: Unraffinierte, kaltgepresste Pflanzenöle behalten durch die schonende Herstellung ihre wertvollen Inhaltsstoffe; darum ist es gut, wenn du ausschließlich solche Öle verwendest.
Nach einer gewissen Zeit der Umstellung von synthetischen auf natürliche Produkte wird deine Haut widerstandsfähiger gegen äußere Einflüsse und fühlt sich vital und gepflegt an. Selbst Sonnenanbeterinnen merken, dass ihre Haut robuster geworden ist.
Wenn wir, die wir unsere Kosmetik selber rühren, immer nur beste Zutaten verwenden, tun wir dadurch uns und nebenbei auch der Umwelt etwas Gutes.

Zu viele Duftstoffe

Kaum jemand macht sich bei der riesengroßen Auswahl an synthetischen Duftstoffen bewusst, was mit unserem Riechorgan passiert. Die Riechschleimhaut der Nase nimmt Duftmoleküle aus der eingeatmeten Luft auf und leitet entsprechende Signale über die Riechnerven zum Riechzentrum ins Gehirn. Dieses ist dann mit der Verarbeitung der vielen synthetischen Duftstoffe, die in industriellen Wasch- und Reinigungsmitteln, Shampoos, Duschgels und Deos enthalten sind, völlig überlastet. Der Körper kann mit allergischen Reaktionen wie Migräne oder Atemnot darauf reagieren.

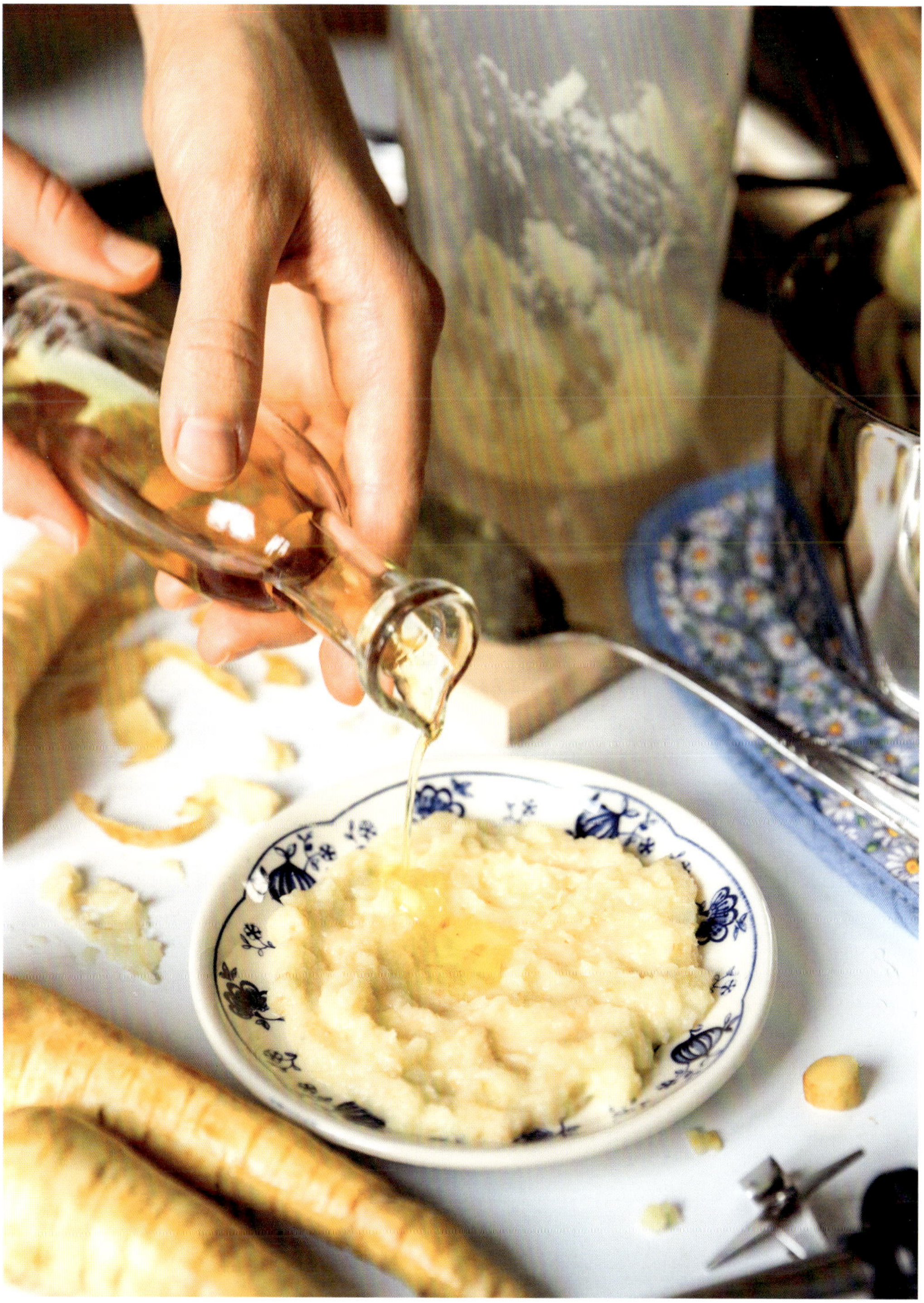

Hochwertige Öle pflegen
die Haut am besten.

Wäsche waschen

Und noch etwas kannst du für deine Haut tun: beim Wäschewaschen synthetische Waschmittel vermeiden, denn auch diese belasten die Haut. Einige Inhaltsstoffe der Waschmittel dringen über die Kleidung in die Haut ein. Seit ich meine Wäsche nur noch mit Efeu und reiner Kernseife wasche, ist meine Haut noch weicher geworden. Ein Rezept für selbst gemachtes Waschmittel findest du in der hinteren Klappe dieses Buchs.

Müll vermeiden

Plastik und Mikroplastik überall – ein hochaktuelles Thema. Meine Meinung dazu ist folgende: Kunststoff hat auch seine Berechtigung. Bei der Herstellung wird weniger Energie verbraucht als zum Beispiel für die Reinigung und das Recycling von Glasflaschen. Das Schädliche an Kunststoffen sind zum einen die Hilfsstoffe, die Weichmacher, die sich in Gewässern, Flüssen und Meeren anreichern und von Fischen und anderen Tieren aufgenommen werden. Das eigentliche Hauptproblem ist jedoch das nicht fachgerechte Entsorgen der Kunststoffe. Täglich finden sich achtlos weggeworfene Plastikflaschen, Snacktüten und sonstiger Plastikmüll auf unseren Wiesen und in unseren Wäldern, in unseren Gewässern und Meeren.

Das grobe Makroplastik baut sich zu sekundärem Mikroplastik ab, sickert ins Grundwasser und schlussendlich nehmen wir es mit dem Trinkwasser in uns auf. Primäres Mikroplastik wird sogar von einigen Kosmetikunternehmen Duschgels, Peelings und Zahncremes zugesetzt und gelangt ungefiltert durch die Abwassersysteme in die Meere. Auf unseren Tellern landet es schließlich durch gefangene Fische und Meersalz.

In meiner Familie versuchen wir unseren Kindern vorzuleben, dass man mit wenig Verpackungsmüll auskommen und hochwertige Produkte selbst herstellen kann. Wir haben viel geschafft, indem wir unsere Prioritäten verändert haben. Beim Einkauf nutzen wir Märkte, lokale Bauernhöfe, die Biokiste oder Geschäfte, die auf das Einschweißen von Gemüse in Plastikfolie verzichten. Wenn wir Creme, Duschmittel oder Shampoo brauchen, rühren wir diese selbst an und füllen sie in gereinigte Marmeladengläser ab. Ansonsten reicht uns unsere auf dem Hof selbst hergestellte Naturseife für Körper und Haare.

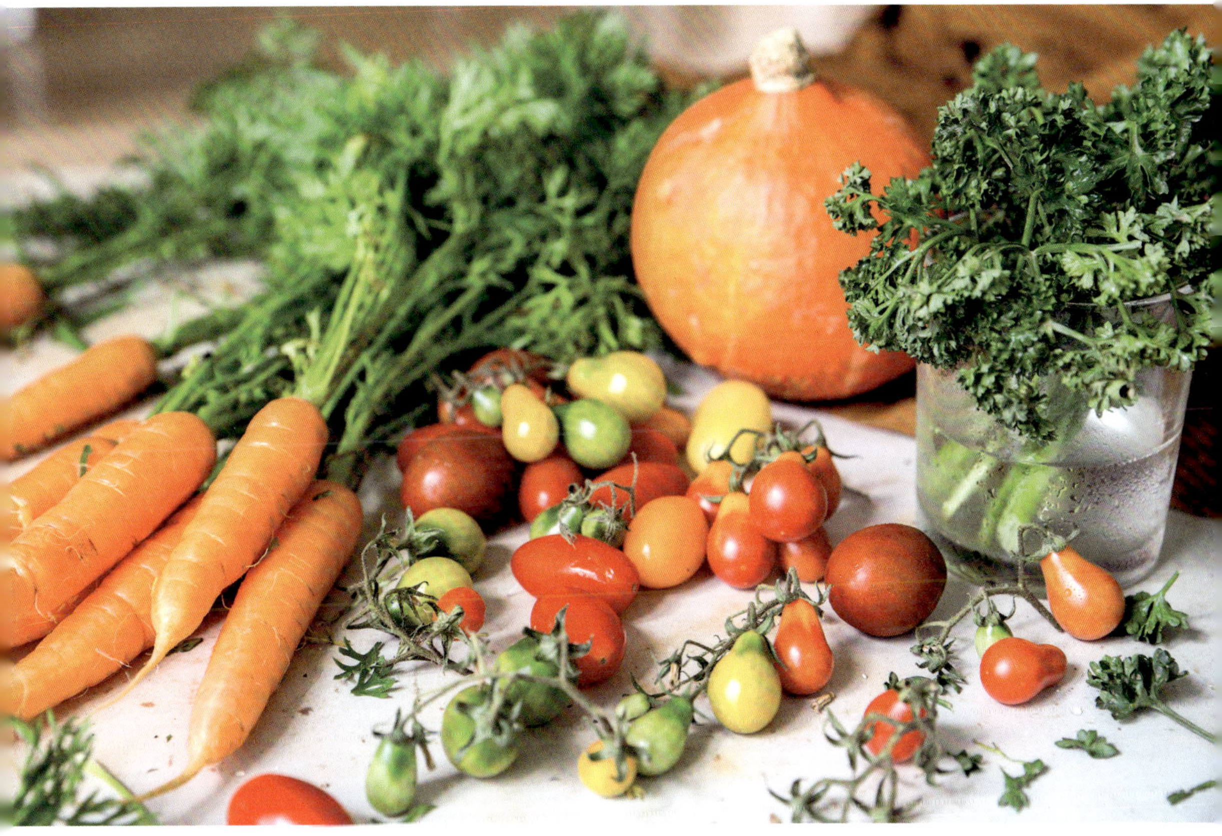

Farbstoffe im Gemüse wirken antioxidativ.

WERTVOLLES AUS PFLANZEN

Durch ihre hochkomplexen Inhaltsstoffe können Kräuter, Obst und Gemüse unser Immunsystem positiv beeinflussen, unsere Gesundheit vorbeugend bewahren und uns pflegen, sowohl innerlich als auch äußerlich. Etliche für die Haut wichtige Inhaltsstoffe stecken in pflanzlichen Nahrungsmitteln, wie beispielsweise Carotinoide und andere Antioxidantien, Vitamine, Mineralstoffe, Schleimstoffe und Gerbstoffe.

Antioxidantien binden freie Radikale im Körper. Das sind instabile Sauerstoffverbindungen, die im normalen Stoffwechsel entstehen. Diesen Verbindungen fehlen ein oder mehrere Elektronen, die sie sich bei anderen Molekülen „klauen". Dadurch werden die „bestohlenen" Moleküle instabil und „bestehlen" wiederum andere Moleküle. Eine Kettenreaktion. In geringem Maße ist das ganz normal.

Die Bildung von freien Radikalen wird jedoch unter anderem durch UV-Strahlen der Sonne oder Zigarettenrauch verstärkt. Wenn sich zu viele freie Radikale im Körper bilden, entsteht sogenannter oxidativer Stress. Die Erbinformation des Zellkerns kann angegriffen werden, das Immunsystem wird geschwächt und schwere Krankheiten können die Folge sein. Die Haut altert schneller.
Mit Antioxidantien aus Kräutern, Obst und Gemüse in deiner Ernährung und in deiner Kosmetik schützt du deine Haut vor solchen äußeren negativen Einflüssen. Viele Farbstoffe in unserem Obst und Gemüse, ob gelb, orange oder rot, wirken antioxidativ, darum findest du im Buch so viele Rezepte mit Karotten, Aprikosen, Kirschen, Himbeeren und anderen farbig-frohen Zutaten.

VIELSEITIGE MILCHPRODUKTE

In meinen Rezepten verwende ich sehr gerne Milchprodukte. Die Milchsäure hat eine reinigende Wirkung auf Haut und Haar und macht sie weich und geschmeidig. Milchprodukte sind ein Schönheitsmittel mit langer Tradition, sie werden seit Jahrtausenden für diesen Zweck verwendet. Eine Sammlung von Vitaminen, Mineralstoffen, Kalzium, Kalium, Magnesium, Proteinen und Enzymen sind darin enthalten.

GUTES ÖL, FETT UND WACHS

Bei Pflanzenölen, Pflanzenfetten und Wachsen ist es besonders wichtig, auf gute Qualität zu achten.
Hochwertige **Pflanzenöle** sind naturbelassen. Sie werden schonend gepresst, damit die Inhaltsstoffe enthalten bleiben. Ein kaltgepresstes, natives Pflanzenöl erkennst du an der Farbe, am Geschmack und natürlich am Preis. Diese Pflanzenöle sind intensiver im Geschmack und dunkler in der Farbe, oftmals sind sie naturtrüb. Gute Pflanzenöle mit ihren ungesättigten Fettsäuren, Antioxidantien und unverseifbaren Fettbegleitstoffen sind für die Ernährung essenziell und in der Kosmetik unverzichtbare Basisöle. Häufig wird hier Olivenöl verwendet, aber auch Sonnenblumen-, Mandel-, Avocado- oder Rapsöl und viele weitere kommen in Frage.

Pflanzenfette unterscheiden sich von den Pflanzenölen durch ihr Fließverhalten: Bei Zimmertemperatur sind sie fest. Als Pflanzenfette kommen in der Kosmetik beispielsweise Sheabutter oder Kakaobutter zum Einsatz.
Wachse können in der Ernährung nicht verstoffwechselt werden. In der Kosmetik sind sie aber als natürliche Emulgatoren und Konsistenzgeber wichtige Bestandteile. Dazu gehören Bienenwachs und Jojobaöl (ein bei Zimmertemperatur flüssiges Wachs).
Ätherische Öle sind natürliche Pflanzendüfte in hochkonzentrierter Form, die in minimalen Dosierungen ihre heilenden Wirkungen entfalten. Über die Eigenschaften der reinen ätherischen Öle gibt es viele interessante Bücher. In der grünen Kosmetik sind sie als Duftgeber wichtige Zutaten. Sie werden nie in reiner Form auf die Haut gebracht, sondern immer zusammen mit einem Trägeröl wie zum Beispiel Mandelöl oder Olivenöl.
Gewonnen werden sie durch Pflanzendestillation. Dazu braucht man eine Destille, die in verschiedenen Größen erhältlich ist. Im unteren Teil der Destille wird Wasser erhitzt. Wasserdampf steigt hoch und durchdringt die Pflanzenteile, die im Aromakorb über dem Wasser hängen. Durch Abkühlung kondensiert der Dampf, wird flüssig und das feine Hydrolat tröpfelt durch ein feines Röhrchen nach außen. Das reine ätherische Öl liegt über dem Hydrolat und muss mit einem Röhrchen abgesogen werden. Das Destillieren ist in Deutschland dem Zoll unterworfen und Destilliergeräte über 2 Liter müssen angemeldet werden.

Einkauf ätherischer Öle

Bei reinen ätherischen Ölen wird meist das Herkunftsland genannt. Bei hochwertigen Ölen wird sogar angegeben, welcher Teil der Pflanze (Wurzel, Blüte, Blätter oder Frucht) destilliert wurde. Die Prozentangabe sagt aus, wie rein das Öl ist. Wenn du die Angabe von 100 % nicht auf dem Fläschchen finden kannst, wurde das Öl womöglich verdünnt. Die Chargennummer sollte ebenso gut erkennbar sein. Gute Öle haben ihren Preis, und wer auf der sicheren Seite sein will, achtet auf das Biosiegel.

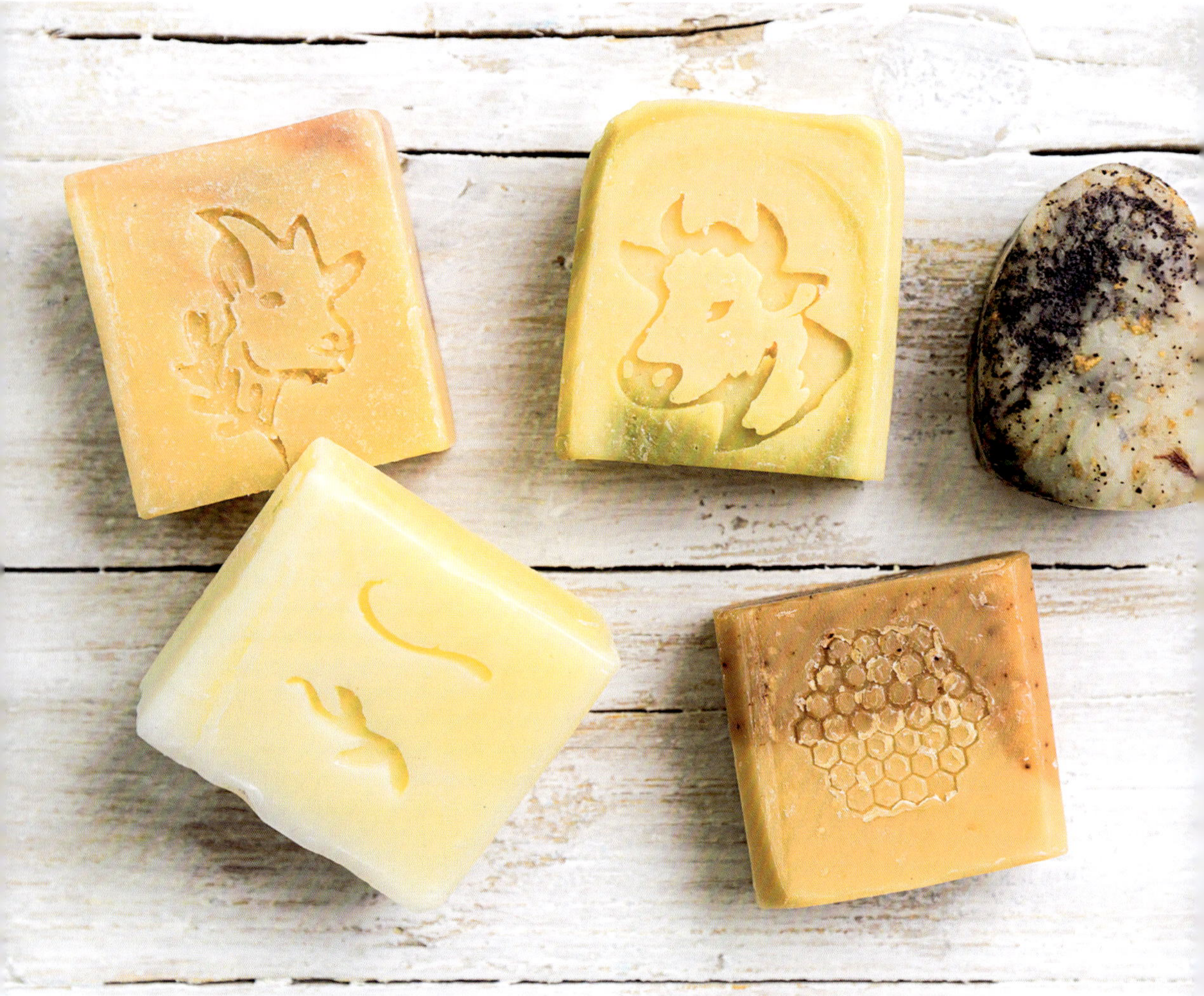

Eine wichtige Grundlage für meine Seifenrezepte ist gute Naturseife.

NATURSEIFE UND MEHR

Eine Naturseife entsteht, sobald ein Öl oder Fett mit einer Lauge (z. B. NaOH = Natriumhydroxid = Soda, in Wasser gelöst) in Verbindung gebracht wird. Das Seifesieden ist ein altes bäuerliches Handwerk – vor etwa 100 Jahren wussten die meisten Bäuerinnen noch, wie Seife hergestellt wird. Damals verwendeten sie, was sie auf den Höfen zur Verfügung hatten: tierische Fette aus Schwein oder Ziege und als Lauge Pottasche (Kaliumcarbonat), die sie aus Buchenasche gewinnen konnten.

Heute haben wir eine riesige Auswahl an pflanzlichen Ölen und Fetten, und die Lauge rühren wir bei uns auf dem Hof aus NaOH (Natriumhydroxid) und Wasser an. Der flüssige, noch scharfe Seifenleim wird in Formen gegossen und braucht eine Reifezeit von mindestens 6 Wochen, um die Lauge abzubauen und dabei immer milder zu werden. Aber Vorsicht, reine Naturseife kann je nach Rezeptur ranzig werden. Die Haltbarkeit geht von 1 Jahr bis zu 4 oder 5 Jahren. Beim Verseifungsprozess entsteht das hautpflegende, natürliche Glycerin und überschüssiges Fett, die Überfettung, die die Pflegeeigenschaft der Seife beeinflusst und in unterschiedlich hohen Prozentzahlen gewählt werden kann. Je höher die Prozentzahl, umso mehr Pflege, aber umso weicher und weniger haltbar ist die Seife. Eine Naturseife erkennst du im Handel an den Zutaten. Je reiner und erklärbarer die Zutaten, desto natürlicher ist die Seife. Sie enthält außerdem keine Mineralöle, Weichmacher, Parfümöle, Detergenzien, Konservierer und sonstige synthetische Zusätze. Nicht immer ist auch Natur drin, wenn es draufsteht. Wer auf der sicheren Seite sein will und keinen Seifensieder seines Vertrauens findet, achtet auf kontrollierte Naturkosmetik mit dem Siegel Natrue oder BDIH (Bundesverband der Industrie- und Handelsunternehmen für Arzneimittel, Reformwaren, Nahrungsergänzungsmittel und kosmetische Mittel) oder schaut nach Testergebnissen der Stiftung Warentest (www.stiftungwarentest.de).

Palmöl

Viele Seifensieder und industrielle Seifenfabriken verwenden Palmöl, weil es einfach billig ist und unschlagbare Eigenschaften in der Seife hat. Palmöl gibt glatte, feste Seifen mit sehr reinigenden Eigenschaften. Aus ökologischen Gründen und wegen der Nachhaltigkeit empfehle ich keine Seifen mit billigem Palmöl. Ebenso wenig befürworte ich Kosmetik mit tierischen Fetten aus Massentierhaltung.

Der Unterschied zwischen einer echten **Kernseife** und einer Naturseife besteht darin, dass bei der Kernseife durch Aussalzung die Seife ausgewaschen wird. Das bedeutet, hautpflegendes Glycerin und Fette werden entfernt und es bleibt eine kernige Seifenmasse übrig. Diese echte Kernseife kann über Jahrzehnte aufbewahrt werden. Die Reinigungskraft für Wäsche und Haushalt ist enorm, aber unsere Haut laugt sie auf Dauer aus. Eine echte Kernseife erkennst du an minimalen Zusätzen. Wenn auf der Verpackung eine lange Liste an Zusätzen steht, kann es niemals eine echte Kernseife sein.

NATURSEIFE ALS GRUNDZUTAT IN DEN REZEPTEN

In einigen meiner Rezepte, zum Beispiel für Handseifen oder Duschcremes, brauchst du Naturseife als Grundzutat. Diese kannst du dir im Laden oder über das Internet besorgen. Bei der Auswahl von Naturseifen ist es aber wichtig, dass sie aus hochwertigen Pflanzenölen und -fetten hergestellt sind und Zutaten enthalten, die aus kontrolliert biologischem Anbau stammen. Da Naturseife unter die Kosmetikverordnung fällt, müssen auf dem Etikett die chemischen Fachbezeichnungen und der wissenschaftliche Pflanzenname deklariert werden. Das hilft auch dabei, eine hochwertige Seife zu finden. Milchseifen haben einen cremigeren Schaum als reine Ölseifen, bei ihnen werden bei der Herstellung anstatt Wasser die unterschiedlichen Milchsorten verseift: Schaf-, Kuh-, Ziegen- oder Eselmilch. Falls du keine Naturseife findest, die dich anspricht, nimm einfache Bio-Olivenölseife ohne viele Zusätze und ohne Duft, zum Beispiel die klassische Alepposeife oder Bio-Olivenölseifen (siehe Bezugsquellen ab Seite 151).

Viele Rezepte in diesem Buch haben einen sauren pH-Wert, wie die Tomatenmaske oder Produkte mit Buttermilch.

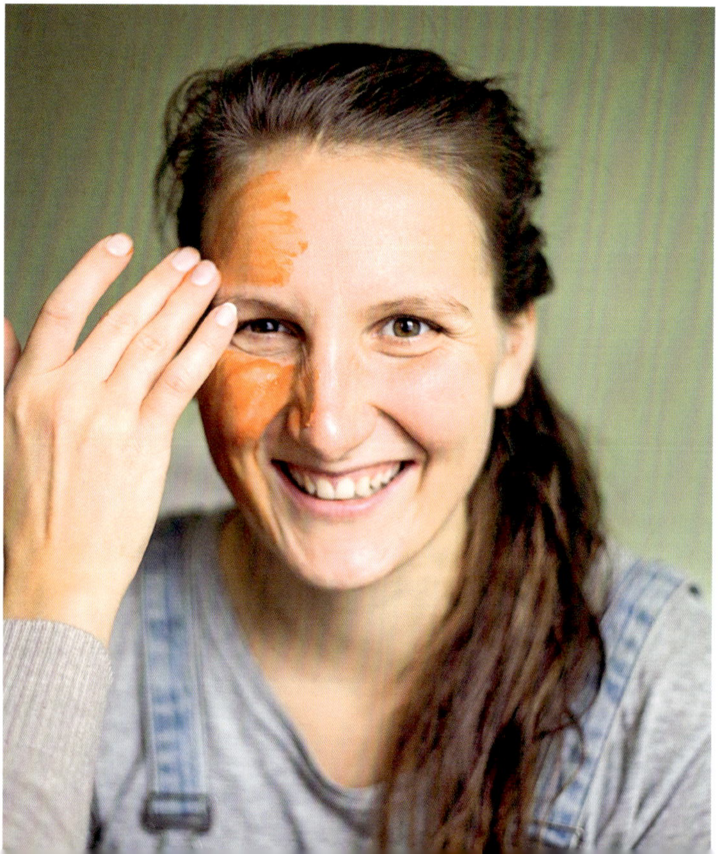

BRAUCHT UNSERE HAUT PH-NEUTRALE PFLEGE?

Der pH-Wert zeigt uns an, wie sauer oder basisch eine wässrige Lösung ist. Wasser hat einen pH-Wert von 7 und ist pH-neutral. Die Skala beginnt bei 0 und endet bei 14. Demnach ist der Wert von 0 bis 6,9 im sauren Bereich und der Wert von 7,1 bis 14 im basischen (alkalischen) Bereich. Im basischen Bereich liegen unser Blut, Sperma und Darminhalt. Auch das Fruchtwasser, das ungeborene Babys umgibt, ist im basischen Bereich. Je nach Körperregion liegt der pH-Wert unserer erwachsenen Haut zwischen 4,6 und 6,5 – also im sauren Bereich. Babyhaut ist noch basisch und verändert sich im Laufe der Zeit. Der Magensaft ist mit 1,2 bis 3 ziemlich sauer.
Es gibt zwei verschiedene Meinungen zur Körperreinigung und Hautpflege. Die einen plädieren für eine **pH-neutrale** (das heißt, dem sauren Milieu der Haut angepasste) Körperreinigung und -pflege, um den Säureschutzmantel nicht zu zerstören, sondern zu unterstützen. Dieser saure Zustand unserer Haut bildet einen günstigen Nährboden für das Mikrobiom – das sind vielerlei „nützliche" Mikroorganismen, die sich gegenseitig in Schach halten und „unliebsame" Mikroorganismen verdrängen.
Andere bevorzugen eine **basische** Körperreinigung und Pflege. Sie vertreten die Meinung, dass es einen Säureschutzmantel der Haut nicht gibt, sondern das saure Milieu der Haut unter anderem durch falsche Ernährung entsteht. Darm und Niere schaffen es nicht, die überschüssigen Säuren auszuleiten, weshalb diese in die Haut verfrachtet werden. Durch pH-neutrale Produkte wird die Haut entfettet, durch basische Produkte wird der eigene Rückfettungsprozess der Haut in Gang gesetzt.
So die zwei Überzeugungen. Meine Meinung dazu ist: Jeder Mensch, der eine gesunde Haut hat, muss für sich selbst herausfinden, was seiner Haut guttut und welcher der beiden Anschauungen er oder sie folgen will. Auch in der Kosmetik kann der menschliche Instinkt über die richtige Produktauswahl entscheiden. Jeder Mensch, jede Zelle und jedes Haar ist anders und somit auch die Bedürfnisse und die Gewohnheiten. Es kann nicht ein Produkt für alle geben.

BEVOR ES LOSGEHT

Naturkosmetik selbst zu rühren ist weder teuer noch aufwendig. Viele der Zutaten hast du vermutlich ohnehin im Haushalt oder kannst sie unkompliziert auf dem Markt, im Bioladen oder Reformhaus einkaufen. Und selbst die in den Cremes verwendeten wertvollen Öle sind zwar auf den ersten Blick nicht billig, aber dafür in den Rezepten so ergiebig, dass deine selbst gemachte Kosmetik letztendlich sehr günstig sein wird.

Großen Wert lege ich auf die Stichworte regional und saisonal: Obst und Gemüse in meinen Rezepten kannst du nach Saison verwenden. Es gibt so viele Rezepte, dass du in jeder Jahreszeit aus frischen Zutaten, die zum größten Teil nicht aus fernen Ländern eingeflogen werden, etwas rühren kannst. Besonders energiesparend und nachhaltig: Wenn du Obst und Gemüse zum Essen verarbeitest, kannst du ein wenig davon für deine Kosmetik abzwacken und musst nicht extra den Herd für kleine Mengen anwerfen.

VÖLLIG FLEXIBEL

Das Schöne ist, dass du die Rezepte in diesem Buch beliebig variieren kannst. Ich plädiere in meinen Kursen immer dafür, auf sich selbst zu hören und die Zutaten zu verwenden, die einem selbst am sympathischsten sind – ob Himbeere oder Aprikose, ob Minze oder Lavendel: Gut soll es dir tun, und das kann es nur, wenn dir die Zutaten zusagen.
Wenn du keine Düfte in Form von ätherischen Ölen wünschst, lässt du sie einfach weg. Wenn du irgendeine Zutat nicht magst oder nicht verträgst, tauschst du sie einfach aus oder überlegst dir für dich geeignete Varianten. Das Besondere an meinen Rezepten: Sie sind meist unglaublich einfach gehalten und deshalb superleicht in deinen Alltag integrierbar. Lange Vorbereitungszeiten gibt es nicht.
Nicht jede Haut und jedes Haar sind gleich. Es ist schwierig, die Wirkung der Zutaten in genaue Kategorien einzuteilen. Ausprobieren

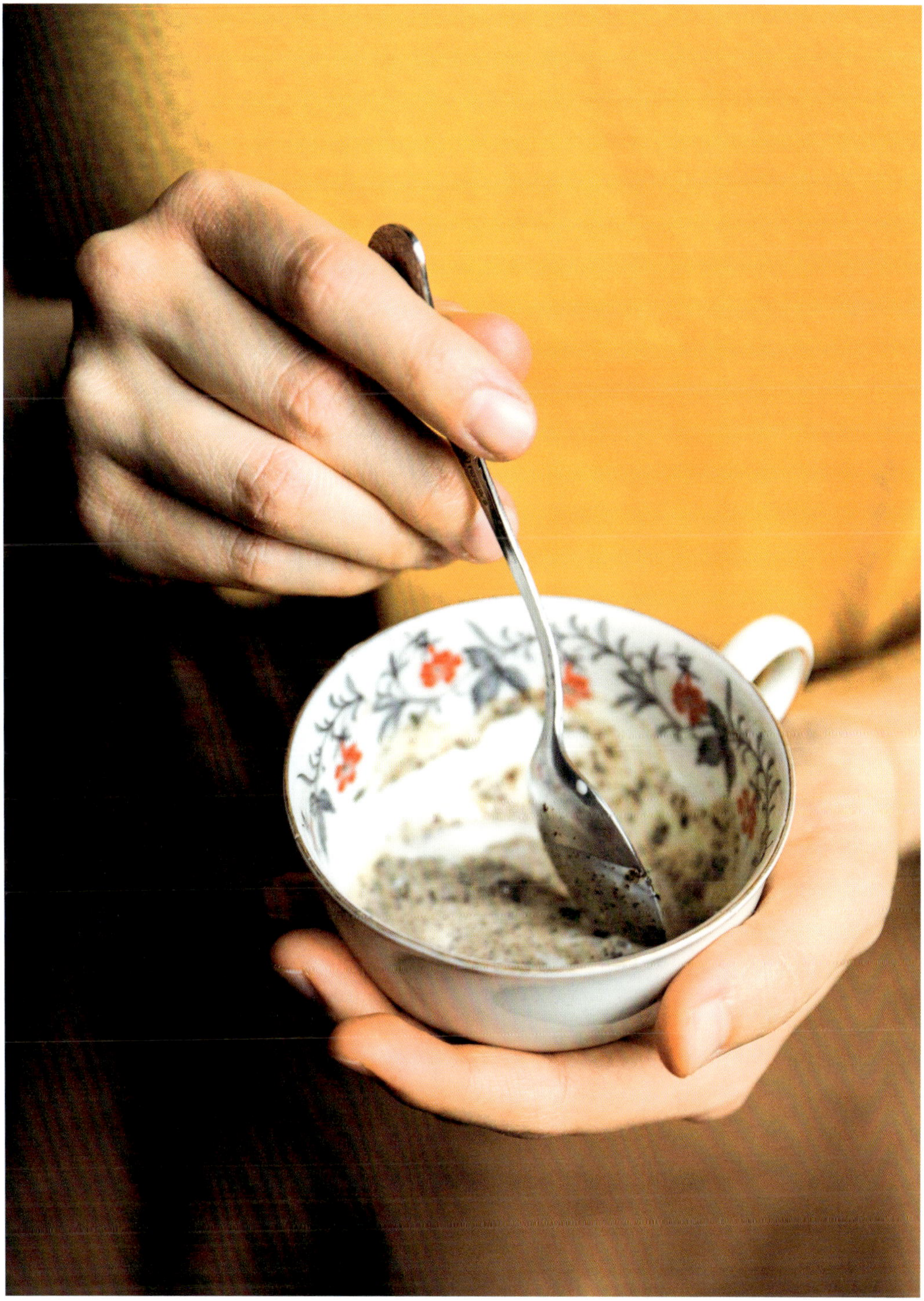

Selber rühren spart Geld,
Plastik und Chemie.

und experimentieren, das gehört bei meiner frischen Naturkosmetik dazu. Da fast alles ganz einfach und in kleinen Mengen hergestellt wird, ist es nicht weiter tragisch, wenn dir ein bestimmtes Produkt nicht so gut gefällt. Ich empfehle, dass du dir immer notierst, was du jeweils zusammengerührt hast – man vergisst doch erstaunlich schnell, welche Zutaten man verwendet hat.

GRUNDAUSSTATTUNG

Mit einfachen Gerätschaften, die sich in so ziemlich jeder Küche finden, kannst du viele der im Buch enthaltenen Rezepte herstellen. Kleinste Mengen können von Hand ohne elektrische Geräte gerührt werden. Wenn du Feuer gefangen hast und regelmäßig selbst rührst, lohnt sich zum Beispiel die Anschaffung eines Milchschaum-Mixquirls oder von Bechergläsern aus der Apotheke, die bedenkenlos erhitzbar sind. Für Gesichtscremes sind die Zutaten genau bemessen. Hierfür brauchst du eine Extraanschaffung, nämlich eine digitale Feinwaage, die für 10 bis 12 Euro zu bekommen ist.

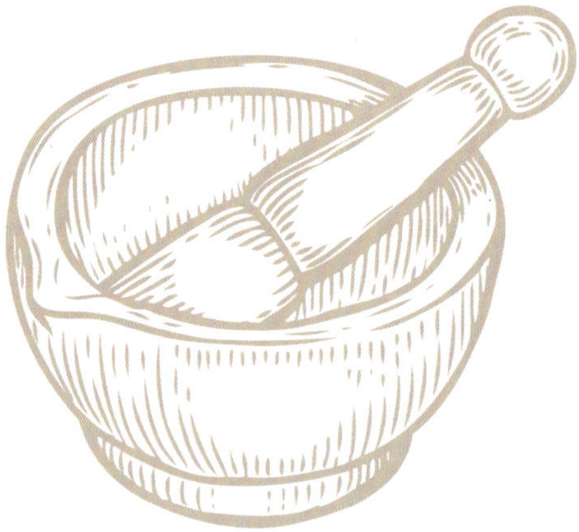

Das ist die Basisausstattung:

- für Cremes: digitale Feinwaage, milligrammgenau, auch als Löffelwaage zu haben
- erhitzbare Glasschälchen, Schraubdeckelgläser beziehungsweise Marmeladengläser oder Einmachgläser in verschiedenen Größen, vor allem auch ganz kleine mit 30 oder 50 ml Größe
- schmales und hohes Gefäß aus Glas, Porzellan oder Edelstahl zum Pürieren
- kleiner Messbecher mit Ausguss oder kleine Milchkanne
- italienischer Espressokocher für die Herdplatte
- kleiner Kochtopf
- haushaltsüblicher Pürierstab
- elektrisches Handrührgerät
- schmale, hohe Rührschüssel, passend zum Handrührgerät
- Milchschaum-Mixquirl
- Schneebesen
- kleiner Trichter und kleines Sieb
- kleiner Teigspatel
- kleines Schneidemesser oder Wiegemesser
- Mörser
- für Badezusätze: kleine Stoffbeutel aus Baumwolle oder Seide
- leere Pumpsprayflaschen, Deo-Roller (aus der Apotheke oder am besten wiederverwertet von gekauften Produkten)
- digitales Thermometer oder Thermometer aus Glas für Flüssigkeiten
- 70%iger Weingeist (Primasprit, Ethanol, aus der Apotheke) zur Desinfektion, abgefüllt in eine Sprayflasche
- 40%iger Weingeist (aus der Apotheke) als Konservierer

GANZ WICHTIG: HYGIENE

Meine Rezepte werden wie erwähnt ohne künstliche Konservierungsstoffe oder sonstige synthetische Stoffe hergestellt. Das ist gut für die Haut, bedeutet aber, dass du bei der Herstellung sorgfältig auf eine gute Hygiene achten musst. Tiegel, Gläser und Gerätschaften müssen hundertprozentig sauber sein. Das erreichst du ganz einfach folgendermaßen: Zuerst werden alle Behälter und Gerätschaften sorgfältig mit der Hand oder im Geschirrspüler mit heißem Wasser gereinigt. Die sauberen Geräte und Behälter müssen dann noch zusätzlich mit 70%igem Weingeist (aus der Apotheke), auch Primasprit oder Ethanol genannt, desinfiziert werden. Dazu sprühst du den Weingeist auf Geräte und Behälter. Er verdampft ohne Rückstände und hinterlässt eine desinfizierte Oberfläche.

HALTBARKEIT

Die hier beschriebenen Naturkosmetika sind nicht zur langen Lagerung bei Raumtemperatur geeignet. Viele der Rezepte sind ohnehin zur sofortigen Verwendung bestimmt. Bei einigen Produkten wie Cremes und Seifen beträgt die Haltbarkeit je nach Rezept wenige Tage bis wenige Wochen. Schon bevor sie nicht mehr gut riechen, hat die Zersetzung begonnen. In der Gefriertruhe kannst du aber die Haltbarkeit der meisten Produkte um 3–4 Monate verlängern. Besonders die leichten Pflanzenöle wie Mandelöl, Sonnenblumenöl oder Rapsöl sind nicht lange haltbar und lassen die Creme schon nach wenigen Tagen ranzig werden. Noch verderblicher sind Zutaten wie Tee, Obst und Gemüse. Daher rührst du am besten nur kleine Mengen an, füllst davon Portionen für wenige Tage in kleine Schraubdeckelgläschen und stellst diese sofort nach dem Herstellen und Abkühlen in den Gefrierschrank. Nach dem Auftauen sind die Cremes wieder etwa 3 Tage haltbar. Manchmal sehen sie nach dem Auftauen nicht mehr so schön aus, weil sie nicht mehr homogen sind. Die aufgetauten Cremes sind trotzdem noch gut und bedenkenlos verwendbar – du kannst sie erneut mit einem kleinen sauberen Spatel verrühren.

Allergien

Meine Rezepte sind ausschließlich an gesunder Haut getestet. Falls du zu Allergien neigst oder extrem empfindliche Haut hast, ist es ratsam, die Verträglichkeit erst in der Armbeuge zu testen oder deinen Arzt um Rat zu fragen. Nicht nur synthetische Stoffe können Allergien auslösen: Reine ätherische Öle, aus Pflanzen gewonnen, können durch ihre hohe Konzentration Reizungen verursachen.

Mit Weingeist (Ethanol) können Gerätschaften ganz einfach desinfiziert werden.

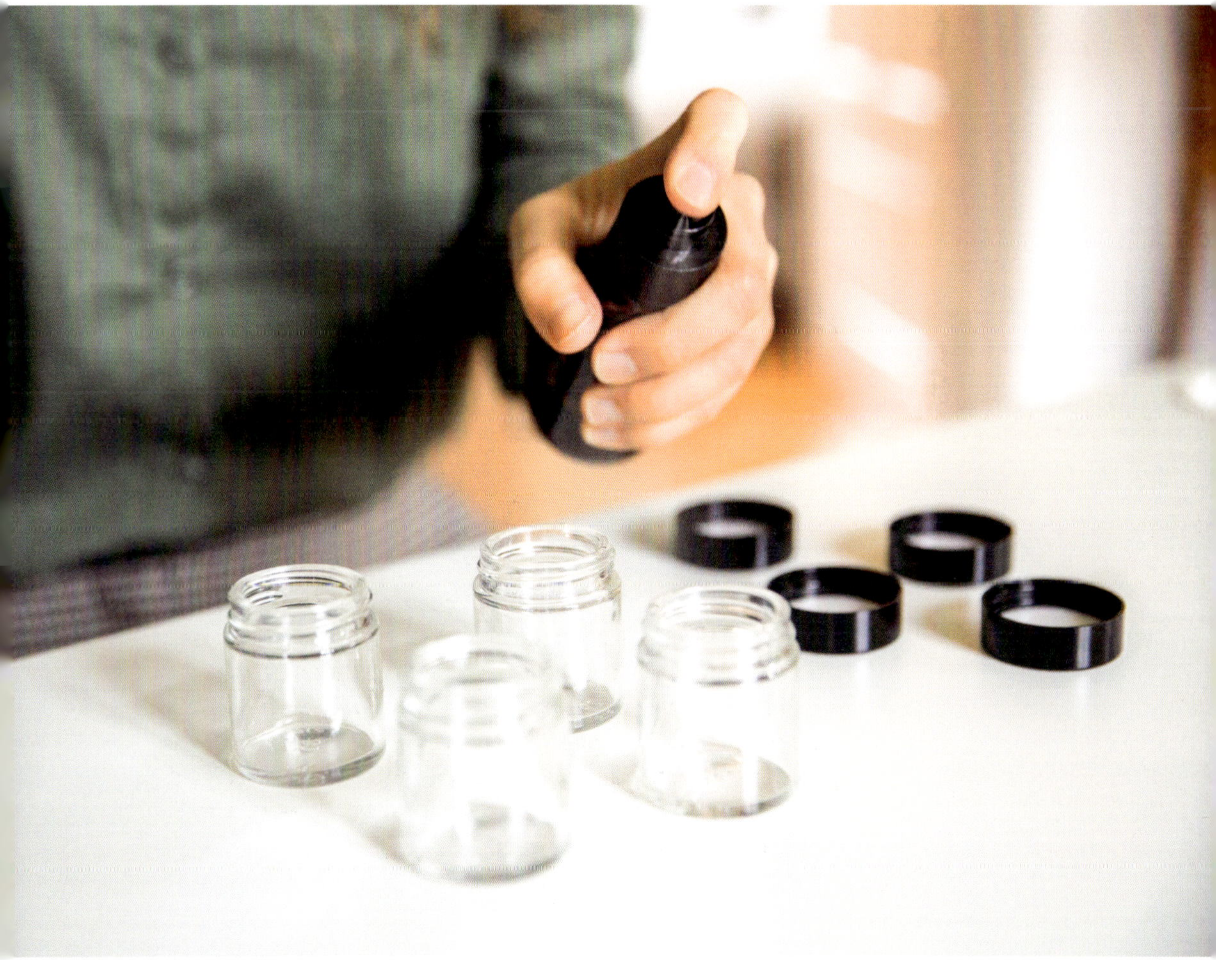

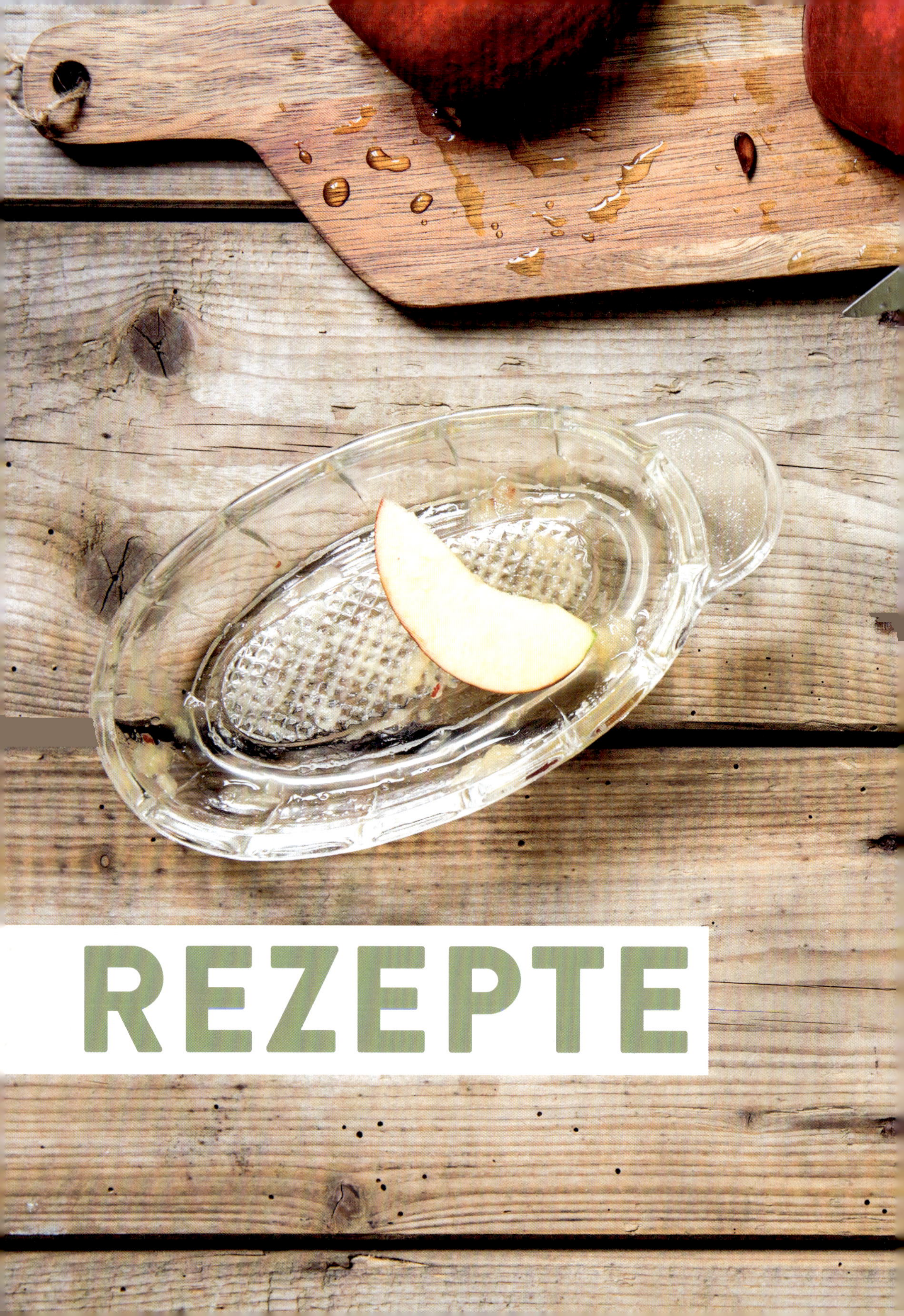

REZEPTE

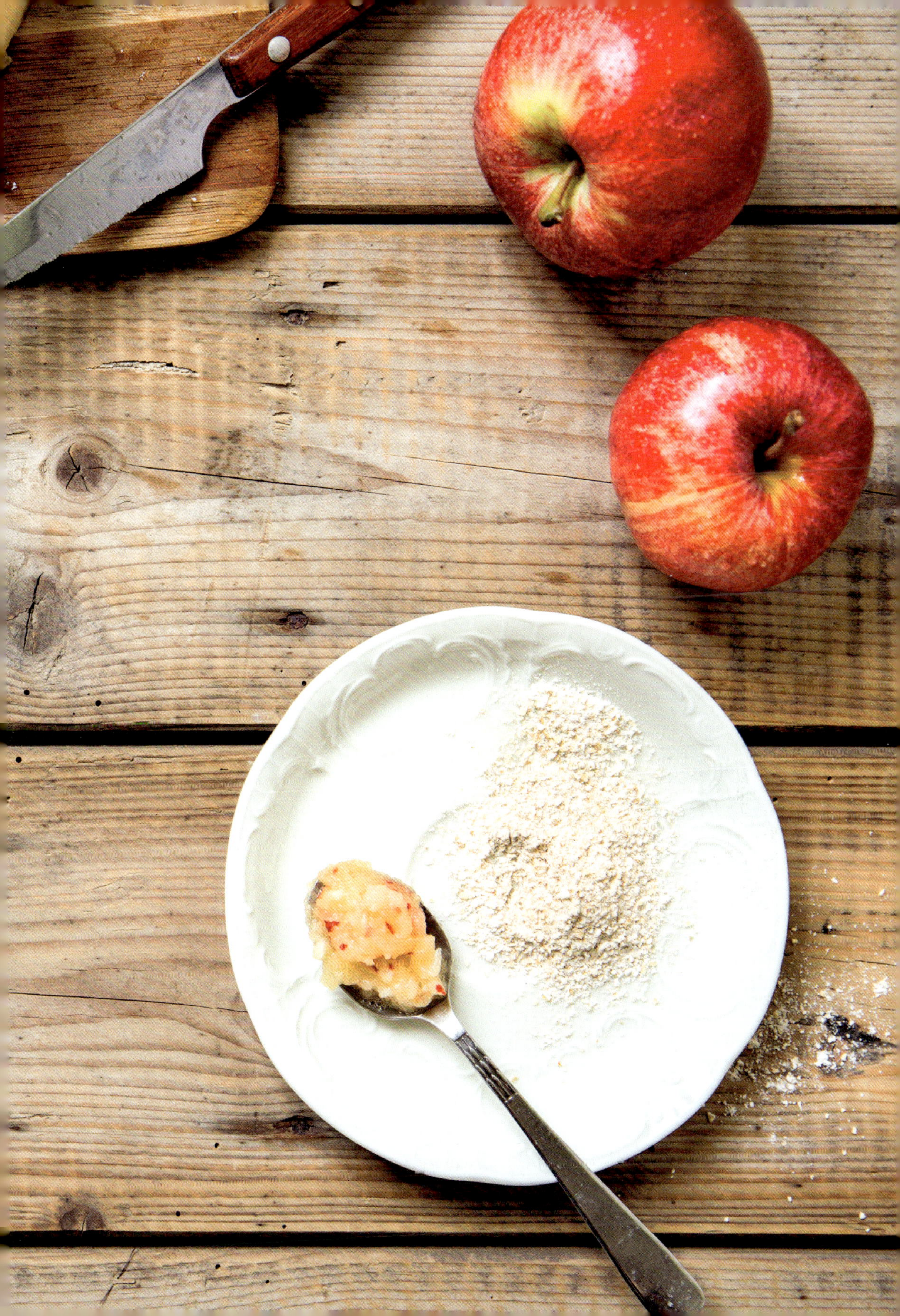

SANFTES FÜR DAS GESICHT

Gesunde Gesichtshaut kann sich selbst nachfetten, wenn wir sie lassen. Für mein Gesicht verwende ich lediglich Wasser für die tägliche Reinigung und es fühlt sich richtig gut an. Trotzdem gibt es im Alltag oder im Urlaub Situationen, in denen die Gesichtshaut mehr braucht, um frisch und gesund zu sein, zum Beispiel im Sommer bei Hitze oder im Winter bei Kälte, nach dem Schminken oder in trockener Büroluft. In solchen Fällen rühre ich gerne ganz einfache Mittel zusammen, die in jedem Haushalt zu finden sind. Natürliche Zutaten unterstützen die Haut und dabei lernt sie, sich selbst zu regenerieren.

GESICHTSREINIGUNG

Bei der Reinigung der Gesichtshaut werden die Poren geöffnet und Verunreinigungen entfernt, die Haut wird auf die anschließende Pflege vorbereitet und nimmt die Wirkstoffe besser auf. Selbst Make-up, Lippenstift und Lidschatten kannst du problemlos und sanft mit einfacher Naturkosmetik entfernen. Die folgenden Rezepturen sind einige meiner Ideen zur Gesichtsreinigung. Ich rege in meinen Kursen immer dazu an, Verschiedenes auszuprobieren und die Rezepte zu wählen, die einem persönlich am sympathischsten sind. Nach der Gesichtsreinigung kann eine gute hautpflegende Gesichtscreme aufgetragen werden.

ROHE KARTOFFELSCHEIBEN

1 rohe Kartoffel

Mit rohen Kartoffelscheiben das Gesicht abzureiben, ist gerade an heißen Sommertagen eine Wohltat. Sie öffnen die Poren der Haut, klären und straffen, die Haut fühlt sich sauber und weich an. Außerdem kühlen sie nach langen Sonnenbädern oder leichten Verbrennungen und erfrischen müde Augen.

- Die Kartoffel mit Schale in etwa 4 mm dünne Scheiben schneiden. Zwei Scheiben reichen für eine Anwendung.
- Mit den rohen Scheiben Wangen, Stirn, Nase, Kinn und Augen ganz langsam und sanft abreiben und spüren, wie erfrischend es wirkt.
- Der Kartoffelsaft muss anschließend nicht abgewaschen werden, sondern kann auf der Haut bleiben.

BUTTERMILCH

3 EL Buttermilch

Das Gesicht wird mit Buttermilch geklärt, gereinigt und samtweich. Buttermilch beruhigt die Haut, fettet sie nach, schützt sie, spendet Feuchtigkeit und erfrischt und belebt. Buttermilch kannst du auch für den ganzen Körper verwenden. Sie ist sehr empfehlenswert bei trockener, schuppiger Haut und besonders trockenen Hautbereichen an den Beinen.

- Die Buttermilch in eine kleine Glasschale geben.
- Ein weiches Tuch damit tränken und das Gesicht sanft reinigen.
- Anschließend die Buttermilch mit einem Waschlappen oder Waschhandschuh mit lauwarmem Wasser abwaschen.

Viele Milchprodukte sind natürliche Schönheitsmittel. Dieses Wissen ist schon Hunderte von Jahren alt und im Laufe der Industrialisierung verloren gegangen. Milchprodukte enthalten Mineralstoffe, Vitamine, Proteine, Milchzucker, Milchsäure, Wasser und Fette, die unserer Haut innerlich und äußerlich guttun.

LAVENDEL-BUTTERMILCH-REINIGER

- 1 TL Lavendelblüten, getrocknet
- 2 EL Buttermilch

In Kombination mit Lavendelblüten beruhigt Buttermilch gereizte Haut besonders wirkungsvoll. Make-up kannst du mit Buttermilch sanft und problemlos entfernen.

» Die getrockneten Lavendelblüten in einem Mörser zu Pulver verreiben und dann in einer kleinen Schale mit der Buttermilch vermischen.

» Für eine noch intensivere Lavendel-Buttermilch die Lavendelblüten 10 Minuten in der Buttermilch ziehen lassen.

» Ein weiches Tuch mit der Lavendel-Buttermilch tränken und das Gesicht damit reinigen.

» Anschließend die Buttermilch mit einem Waschlappen oder Waschhandschuh mit lauwarmem Wasser abwaschen.

Die Lavendel-Buttermilch kann für den ganzen Körper als Reinigungsmilch verwendet werden, nicht nur fürs Gesicht.

Lavendel-Buttermilch-Reiniger

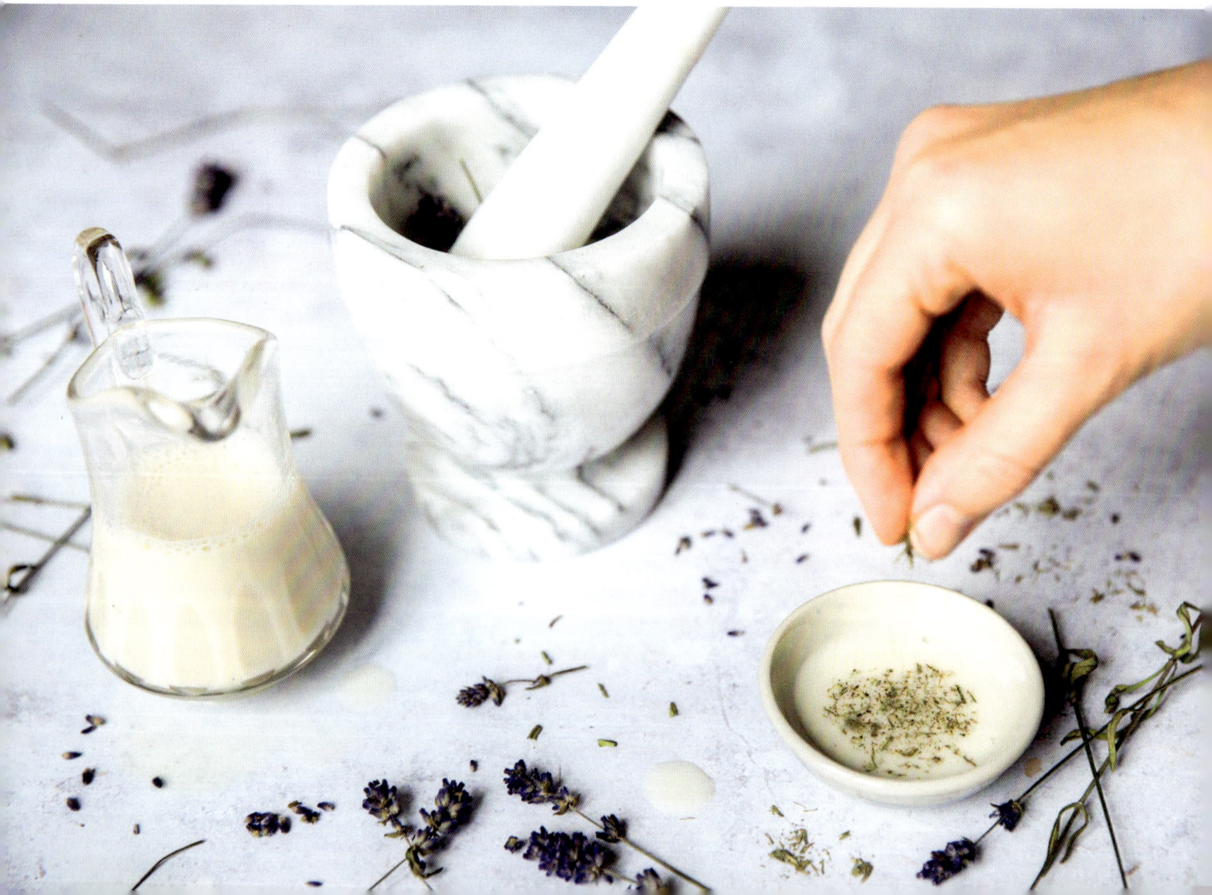

PFEFFERMINZ-BUTTERMILCH-GESICHTSREINIGER

Pfefferminze kühlt und erfrischt im Sommer verschwitzte Gesichtshaut. Die Buttermilch gibt der Haut Feuchtigkeit, nährt sie mit Vitaminen und Mineralstoffen und macht sie samtweich.

- 1 TL Pfefferminzblätter, getrocknet
- 2 EL Buttermilch

» Die getrockneten Pfefferminzblätter in einem Mörser zu Pulver verreiben. Falls frische Pfefferminze vorhanden ist: Die Blätter mit einem scharfen Messer fein hacken.

» Buttermilch und Pfefferminze in einer kleinen Schale verrühren und sogleich verwenden.

» Ein weiches Tuch mit der grünen Buttermilch tränken und das Gesicht damit reinigen.

» Anschließend die Buttermilch mit einem Waschlappen oder Waschhandschuh mit lauwarmem Wasser abwaschen.

Sollten Reste der Pfefferminz-Buttermilch übrig sein, können Arme und Beine damit abgerieben werden.

KARTOFFEL-KOKOSÖL-REINIGER

Dieser Kartoffel-Kokosöl-Reiniger ist schnell gerührt und hat durch die Stärke der Kartoffel eine enorme Reinigungskraft – ideal, um dein Make-up zu entfernen. Der Zitronensaft vermeidet das Braunwerden der rohen Kartoffel und gibt dem Reiniger eine angenehme Frische.

- 8 g rohe Kartoffel ohne Schale
- 5 g Kokosöl, zimmerwarm
- ½ TL Zitronensaft

» Das Stück rohe Kartoffel mit einem Messer sehr fein hacken und in eine Glasschale geben.

» Das Kokosöl mit dem Zitronensaft zu der rohen Kartoffel in die Glasschale geben und alles verrühren.

» Masse mit einem weichen Tuch entnehmen und das Gesicht damit reinigen.

» Einen Waschhandschuh mit warmem Wasser befeuchten und die Kokosöl-Kartoffel-Mischung abwaschen.

Alles gleich verbrauchen, die Mischung ist nicht zur Lagerung geeignet.

GESICHTSWÄSSER

Gesichtswässer reinigen und erfrischen die Gesichtshaut und bereiten sie auf die weitere Pflege optimal vor. Zusätzlich wird die Gesichtshaut etwas mehr durchblutet. Aus den Poren können Verunreinigungen entfernt werden und mit unterschiedlichen Kräutern kann man speziell auf den Hauttyp eingehen: Gesichtswässer mit Rose, Salbei, Thymian oder Kamille haben sich bei Akne und fettiger Haut bewährt. Malvenblüten, Ringelblumen und Lavendel sind bei trockener Haut wohltuend.
Als natürliche Konservierung habe ich bei einigen Rezepturen 40%igen Alkohol (Weingeist) hinzugefügt. Bei sehr trockener Gesichtshaut solltest du jedoch auf Alkohol verzichten, denn er kann die Gesichtshaut austrocknen. Ohne Alkohol sind die Gesichtswässer nur 1–3 Tage im Kühlschrank haltbar, mit Alkohol etwa 3–4 Wochen. Dazu in dunkle Gläser füllen, um den Inhalt vor Licht zu schützen.

Kräuterwasser im Espressokocher

Es gibt verschiedene Arten, Kräuterwässer herzustellen. Mit einem italienischen Espressokocher geht es sehr schnell und das Ergebnis ist sehr intensiv. Den Espressokocher gut auswaschen, um Kaffeereste zu entfernen. Wasser wird bis zur Schraube (bis zum Ventil) in den Wasserbehälter gefüllt. In den Filtertrichter, wo sonst das Kaffeepulver hineingehört, kommen die zerkleinerten Kräuter oder Blüten. Den Espressokocher gut zusammenschrauben, auf den Herd stellen und bei höchster Stufe erhitzen. Nach dem Sprudel- und Zischgeräusch den Herd abschalten. Mit Druck wird das Wasser durch die Pflanzenteile nach oben gepresst. So entsteht das intensive Kräuterwasser (z. B. Rosenblüten-Kräuterwasser). Es ist nur 2 Tage haltbar.

Kräuterwasser als Tee oder Sud

Tee: Auch Kräutertees eignen sich als Gesichtswasser und sind schnell aufgebrüht. In einer Tasse brühst du 1 TL getrocknete oder 1 EL frische, zerkleinerte Blüten oder Kräuter mit 150 ml nicht mehr sprudelndem Wasser auf. Wichtig: Die Tasse mit einem kleinen Deckel abdecken, damit die ätherischen Öle im Tee bleiben und sich nicht verflüchtigen. Nach etwa 10 Minuten den Deckel von der Tasse nehmen. Das Kondenswasser, das sich am Deckel gebildet hat, kannst du in den Tee zurücktropfen lassen, um die ätherischen Öle wieder im Tee zu haben. Den Tee durch ein sehr feines Sieb, eventuell ausgelegt mit einem kleinen Stück feinen Baumwollstoffs, abseihen. Es ist wichtig, dass alle Kräuterteile herausfiltriert sind. Tee ist nur 1 Tag haltbar.

Sud: Im Gegensatz zum Tee ist ein Sud ein konzentriertes Kräuterwasser. Einen Sud benötigst du in der Regel für äußerliche Anwendungen, Badezusätze, Auflagen oder Wickel. Aber auch im Gartenbau oder bei der Herstellung von natürlichen Reinigungsmitteln wird bei einem intensiven Kräuterauszug von einem Sud gesprochen. Du verwendest einfach doppelt so viele Kräuter oder reduzierst das Wasser zum Überbrühen um die Hälfte. Der Sud ist ebenfalls nur 1 Tag haltbar.

Frischpflanzensäfte

Frischpflanzensäfte (z. B. von Petersilie) enthalten viele Mineralien und Spurenelemente, sie sorgen für Vitalität und Schönheit. In der Kosmetik werden sie aber bislang wenig eingesetzt. Frischpflanzensäfte werden durch Pressung von frischen Kräutern, Obst oder Gemüse gewonnen. Im Vergleich zu Tees sind sie intensiver und Vitamine und Mineralstoffe bleiben komplett erhalten.

Für kleinere Mengen, wie wir sie für die Frischekosmetik brauchen, werden die frischen Kräuter mit dem Messer zerkleinert, anschließend im Mörser zu einem Pflanzenbrei zerquetscht und nach Zugabe von kaltem Wasser durch ein sauberes Tuch gegeben.

Man kann Frischpflanzensäfte zu vitalisierendem Gesichtswasser, als Badezusatz, zur Haarstärkung, für Masken oder auch als Peeling verwenden. Sie sind nicht zu Aufbewahrung gedacht, sondern sollten gleich verwendet werden.

Kräuterhydrolate

Echte Kräuterhydrolate werden aus der Pflanzendestillation gewonnen. Ich möchte sie hier nur der Vollständigkeit halber erwähnen, denn ihre Herstellung ist recht aufwendig, man benötigt dafür eine Pflanzendestille. Wenn du dennoch Kräuterhydrolate verwenden möchtest, kannst du sie dir in der Apotheke besorgen. Hydrolate (z. B. Rosenhydrolat) sind ideal geeignet um Gesichtscreme zu rühren. Manche Hydrolate sind bis zu 2 Jahre haltbar, je nach Lagerung und Pflanze.

Anwendung

Alle hier beschriebenen Gesichtswässer können in gebrauchte, gereinigte Sprühflaschen mit einem Pumpzerstäuber gefüllt werden. Bei Bedarf immer mal wieder mit wenigen Sprühhüben auf das Gesicht oder Dekolleté auftragen. Sie sind sehr erfrischend, besonders an heißen Sommertagen.

Wenn du keinen Pumpzerstäuber zur Hand hast, nimmst du gereinigte und desinfizierte Gläser mit Schraubverschluss. Du kannst ein Baumwolltuch mit dem Gesichtswasser tränken und dein Gesicht damit sanft abreiben oder abtupfen. Die Gesichtshaut ist nun für Peeling, Maske oder Gesichtscreme vorbereitet.

Rosenwasser

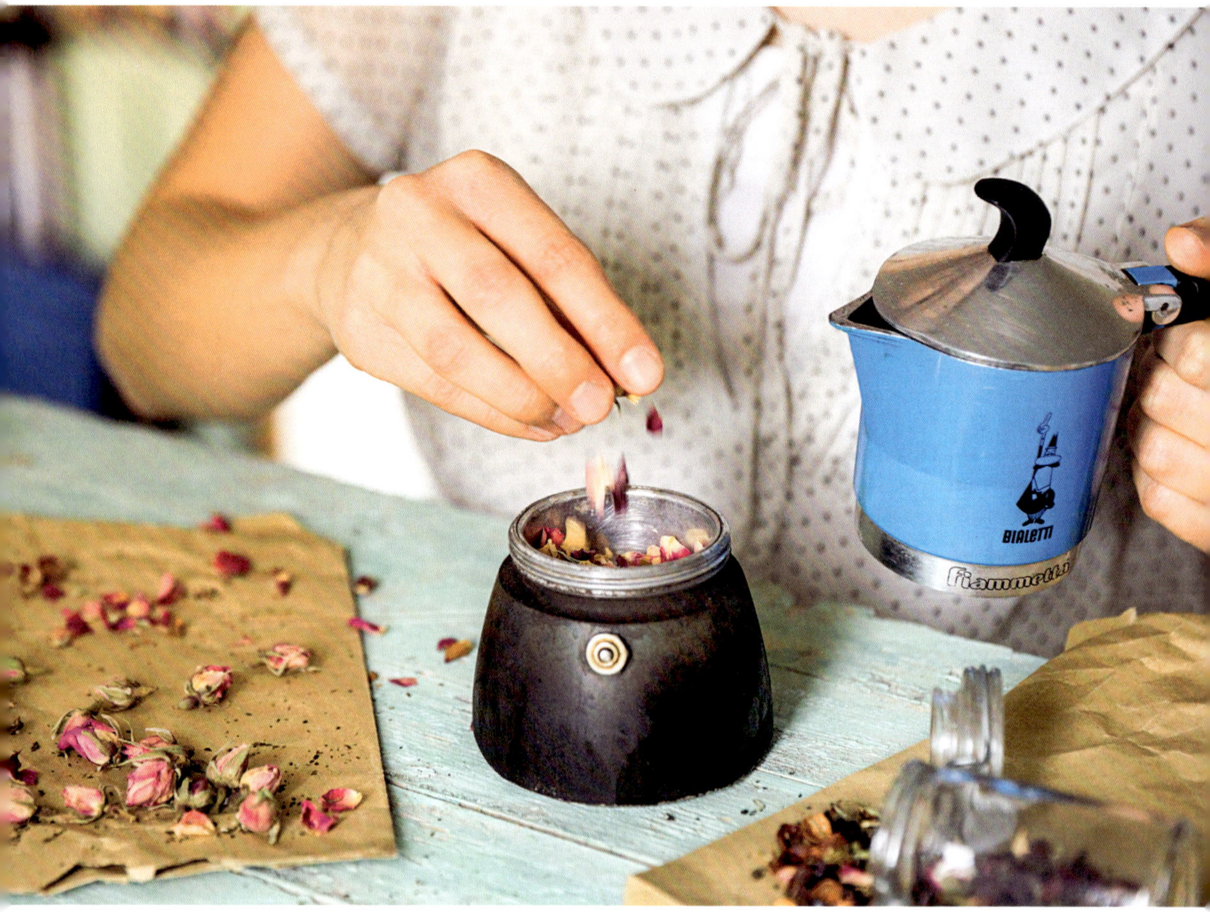

ROSENWASSER

Rosenwasser klärt und strafft und ist besonders wohltuend bei fettiger Haut; perfekt also auch besonders für jugendliche, unreine Haut. Der Duft ist ein Genuss für jedes Alter, so viel steht fest. Mit dem restlichen Rosenwasser kannst du eine Rosengesichtscreme rühren oder es ganz einfach als Badezusatz verwenden. Getrocknete Rosenblütenblätter, besonders von Duft- oder Damaszenerrosen, ergeben ein viel intensiveres Rosenwasser als frische Rosenblütenblätter.

- 2 EL Rosenblütenblätter, getrocknet
- kaltes Wasser
- italienischer Espressokocher
- Sprayflasche

- Rosenblütenblätter im Mörser gut zerkleinern oder mit den Fingern fein zerreiben, dann in den Filtertrichter des Espressokochers geben und leicht andrücken.
- Kaltes Wasser in den Wasserbehälter des Espressokochers bis zur Schraube (bzw. bis zum Ventil) füllen.
- Den Aufsatz auf den Wasserbehälter schrauben, den Espressokocher auf den Herd stellen und wie gewohnt zum Kochen bringen.
- Nach dem Sprudel- und Zischgeräusch den Herd abschalten.
- Das Rosenwasser erkalten lassen.
- In eine leere Pumpsprayflasche füllen.
- Mit wenigen Sprühhüben auf das Gesicht auftragen und mit einem weichen Tuch sanft abtupfen.

Rosenwasser ist etwa 2 Tage haltbar.

Wird Rosenwasser im italienischen Espressokocher hergestellt, ist es viel intensiver als ein „normaler" Rosentee. Deshalb steht hier die ausführliche Erklärung, wie du auf diese Weise fix und effektiv ein intensives Kräuterwasser kochen kannst. Im nächsten Rezept findest du die klassische Teezubereitung.

Ebenso wie Rosenblütenblätter kannst du Rosmarin, Salbei, Pfefferminze, Ringelblumenblüten, Kamillenblüten und noch viele weitere Kräuter auf diese Weise zu Kräuterwasser verarbeiten. Rosmarin und Minze beispielsweise wirken belebend und anregend. Salbei zieht die Poren der Haut zusammen und ist schweißhemmend. Ringelblume und Kamille wirken beruhigend auf die Haut.

ROSENWASSER MIT ALOE VERA

- 50 g Wasser
- 1 EL Rosenblütenblätter, getrocknet
- 20 g Aloe-Vera-Frischsaft (siehe rechte Seite)
- 10 g Weingeist, 40%ig
- Sprayflasche

Hier wird das Rosenwasser als Teeaufguss zubereitet. Das Duo Rose und Aloe Vera beruhigt, reinigt und glättet die Haut. Alkohol wirkt zusätzlich desinfizierend. Aloe-Vera-Frischsaft ist ein Ursaft, der aus der Aloe Vera gewonnen wird. Am besten ist die Qualität aus kontrolliert biologischem Anbau. Du bekommst den Frischsaft im Reformhaus oder im Bioladen. Die Anleitung für einen Frischsaft aus deiner eigenen Aloe-Vera-Pflanze findest du im Anschluss an dieses Rezept.

» Das Wasser zum Kochen bringen.
» Die getrockneten Rosenblütenblätter in einer Tasse mit dem kochenden Wasser überbrühen und 10 Minuten abgedeckt ziehen lassen.
» Den Rosentee durch ein sehr feines Sieb, gegebenenfalls mit einem kleinen Stück feinem Baumwollstoff ausgelegt, sorgfältig in eine Tasse abfiltrieren, damit alle Pflanzenteile aus dem fertigen Tee entfernt sind. Alle Schwebteile der Pflanze müssen sorgsam herausgefiltert werden, um die Haltbarkeit zu gewährleisten.
» Den Rosentee abgedeckt abkühlen lassen.
» Den kalten Tee mit dem Aloe-Vera-Frischsaft und eventuell dem Weingeist in eine leere Pumpsprayflasche füllen.
» Mit einigen Sprühhüben auf das Gesicht auftragen und mit einem weichen Tuch sanft abtupfen.

Mit Weingeist angereichert ist dieses Gesichtswasser im Kühlschrank etwa 3 Wochen haltbar, ohne Alkohol nur 2–3 Tage.

Aloe-Vera-Frischgel und Aloe-Vera-Frischsaft

Um das **Gel der Aloe Vera** zu gewinnen, brauchst du echte Aloe Vera, *Aloe barbadensis*. Es gibt ungefähr 300 Sorten der Aloe, aber nur diese eine hat das wirkungsreiche Gel. Die Pflanze erhältst du beim Gärtner deines Vertrauens.

Mit 4 Jahren besitzt das Gel (Blattmark) der echten Aloe Vera die meisten Wirkstoffe. Bevor wir das Gel aus dem Blatt entnehmen können, müssen wir das giftige Aloin entfernen, welches im gelben Saft der Pflanze enthalten ist. Es ruft Hautreizungen hervor und löst bei Einnahme Magen-Darm-Probleme aus. Deshalb muss der gelbe Saft sorgsam entfernt werden. Das geht am besten, indem du die Schnittfläche des schräg abgetrennten Blattes für mindestens 20 Minuten in ein Glas mit kaltem Wasser stellst. So läuft das Aloin vollständig heraus und das Blattgel kann anschließend problemlos filetiert werden. Dazu die Schale des Blattes mit einem scharfen Messer entfernen und das Gel in Stücke schneiden oder das Gel mit einem Löffel von der Schale abkratzen. Das pure Gel mit einem Pürierstab vermixen, so erhältst du ein konzentriertes Frischgel. Es sollte kühl gelagert und innerhalb von 3 Tagen verbraucht werden.

Um einen selbst gemachten **Aloe-Vera-Frischsaft** für die Kosmetik zu erhalten, verdünnst du das Frischgel mit der gleichen Menge an abgekochtem Wasser. Es ist wichtig, das Wasser 5 Minuten sprudelnd kochen zu lassen, um es keimfrei zu bekommen. Lass es abkühlen und püriere dann das Aloe-Vera-Frischgel mit dem Wasser. Auch dieser Saft ist gekühlt nur 3 Tage haltbar. Aloe-Vera-Frischsaft kannst du auch im Reformhaus kaufen.

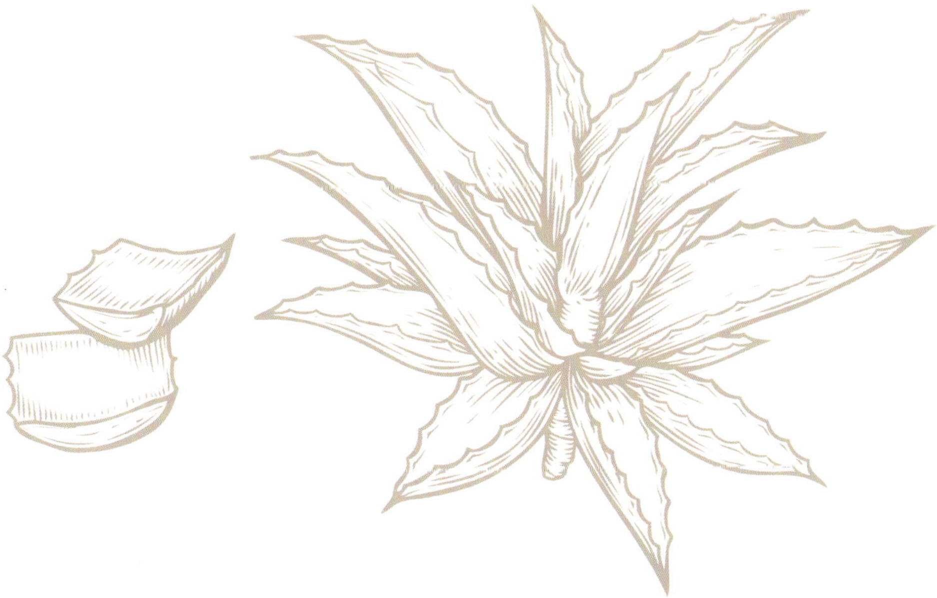

JOHANNISBEER-GESICHTSWASSER MIT MALVE

- 50 g Saft von Roten Johannisbeeren
- 1 EL Blüten von Mauretanischer Malve, getrocknet
- Sprayflasche

Wenn du das Glück hast, Johannisbeeren aus dem eigenen Garten zu Saft verarbeiten zu können (Anleitung siehe unten), kannst du dir gleich ein wenig davon für ein Gesichtswasser in eine Sprayflasche füllen. Ebenso gut: Johannisbeer-Direktsaft ohne Zuckerzusatz aus dem Bioladen. Die Säure der Roten Johannisbeere reinigt und strafft die Haut, so dass sie sich frisch und jung anfühlt. Zusammen mit den Blüten der Mauretanischen Malve, die Schleimstoffe enthalten, erfrischt das Gesichtswasser unsere Haut im Sommer. Die Schleimstoffe legen sich sanft schützend über die Haut. Besonders trockene Haut profitiert davon.

» Die Malvenblüten in eine Tasse oder ein Glas geben.
» Den kalten Johannisbeersaft über die Malvenblüten gießen und 1–2 Stunden ziehen lassen.
» Anschließend durch ein Tuch filtrieren.
» Den Saft in eine Pumpsprayflasche füllen.
» Mit mehreren Sprühhüben auf das Gesicht auftragen.
» Wie alle anderen Gesichtswässer wird auch dieses nach dem Aufsprühen mit einem weichen Baumwolltuch sanft abgetupft.

Im Kühlschrank ist das Johannisbeer-Malve-Gesichtswasser etwa 3 Tage haltbar.

Johannisbeersaft selbst herstellen

Schönheit von innen und außen: Wer täglich ein Glas Johannisbeersaft über 3 Wochen lang trinkt, stärkt damit sein Immunsystem. Die Johannisbeere ist reich an Vitamin C, Ballaststoffen und Mineralstoffen. Die Farbstoffe der Johannisbeere sind Radikalfänger, die den Alterungsprozess, auch von der Haut, verlangsamen.

» 1 kg Johannisbeeren mit 200 g Wasser aufkochen und 20 Minuten kochen lassen.
» In eine Schüssel ein Salatsieb stellen.
» Das Sieb mit einem sauberen Baumwolltuch auslegen.
» Die noch heißen Beeren in das Tuch schütten und im Tuch auspressen.
» Den Saft in der Schüssel auffangen und abkühlen lassen.

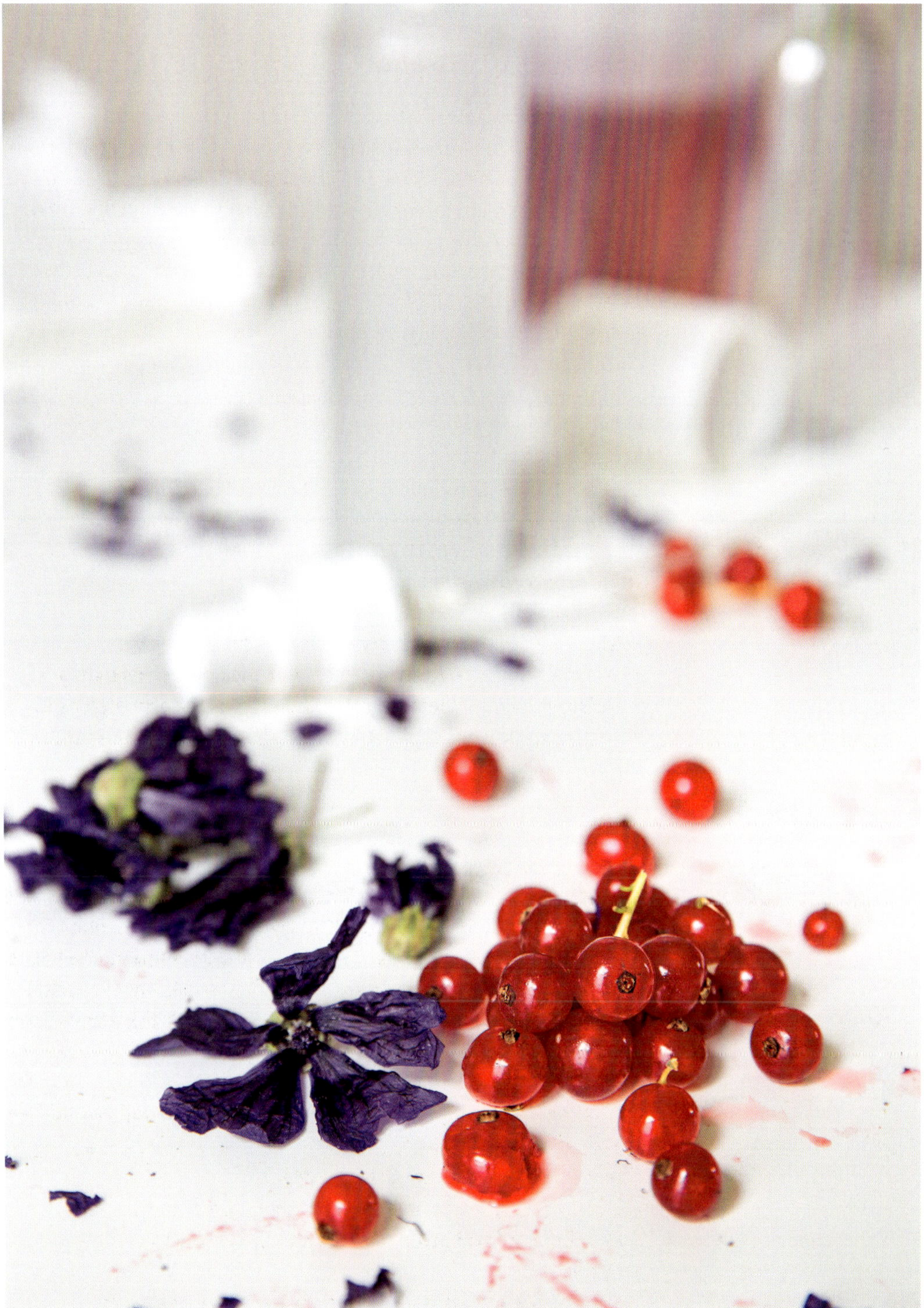

Johannisbeer-Gesichtswasser mit Malve

HIMBEER-GESICHTSTONIKUM

50 g Himbeeren, frisch oder tiefgekühlt und aufgetaut

10 g Wasser

5 g Weingeist, 40%ig

Sprayflasche

Himbeersaft tut gestresster Haut gut, denn Himbeeren spenden Feuchtigkeit und schützen die Hautzellen vor schädlichen Einflüssen.

- Die Himbeeren mit dem Wasser in einem kleinen Topf 3 Minuten aufkochen.
- Den Himbeerbrei in ein feines Sieb geben und den Saft in einer Tasse auffangen.
- Anschließend abkühlen lassen.
- 10 g Himbeersaft in eine Sprayflasche füllen, den Rest und das Himbeermus am besten einfach aufessen.
- Den Weingeist zum Himbeersaft in die Pumpsprayflasche füllen, verschließen und schütteln.
- Mit mehreren Sprühhüben auf das Gesicht auftragen.
- Anschließend mit einem weichen Baumwolltuch das Tonikum sanft abwischen.

Das Himbeer-Tonikum ist etwa 3 Tage im Kühlschrank haltbar. Es kann auch in kleinen Mengen eingefroren werden.

Himbeeren stecken voller Antioxidantien. Diese Zellschützer binden freie Radikale von innen und außen und schmecken dazu noch lecker. Himbeeren sind durch ihren Biotinreichtum und die Vitamine A und C für gesunde Haut, Haare und Nägel zuständig. Deshalb in der Himbeerzeit so oft es geht naschen und Kosmetik davon herstellen!

LEINSAMEN-LINDENBLÜTEN-GESICHTSWASSER

Zu zweit sind sie besonders wohltuend für die zarte Gesichtshaut: Die Schleimstoffe des Leinsamens wirken reizlindernd und die Lindenblüten beruhigen trockene und empfindliche Haut.

- 1 TL Lindenblüten, getrocknet
- 1 EL Leinsamen
- 50 g Wasser

- Die getrockneten Lindenblüten mit den Fingern etwas zerkleinern.
- Leinsamen mit Lindenblüten in dem kalten Wasser in einer kleinen Schale etwa 1 Stunde quellen lassen, dabei gelegentlich umrühren.
- Das jetzt etwas schleimige Wasser durch ein Sieb gießen und in einer Schale auffangen.
- Ein weiches Tuch damit tränken und das Gesicht sanft reinigen.
- Anschließend mit einem weichen Baumwolltuch abwischen.

Das Gesichtswasser ist zum sofortigen Verbrauch bestimmt – nicht über mehrere Stunden lagern.

> Das Leinsamen-Lindenblüten-Wasser eignet sich auch gut zum Gurgeln bei trockenem Hals.

Leinsamen-Lindenblüten-Gesichtswasser

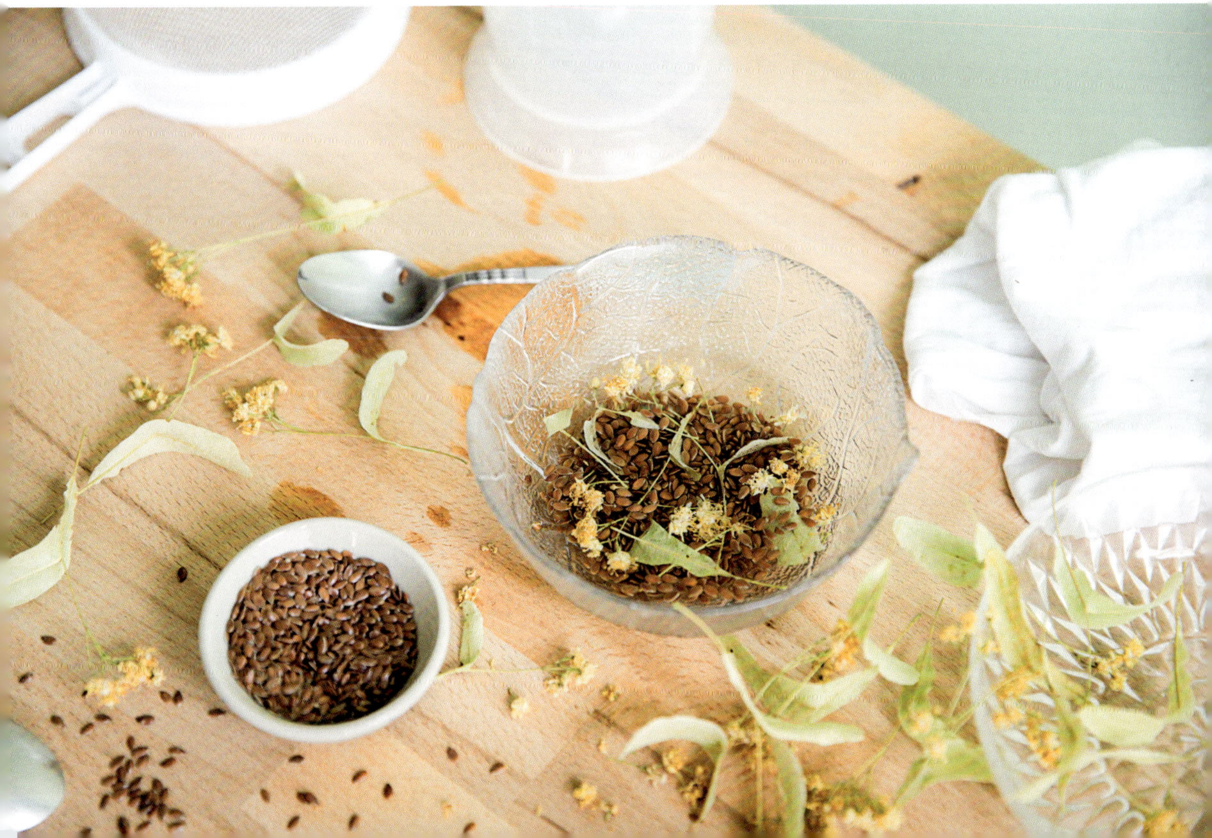

PETERSILIE-GESICHTSWASSER

5 g Petersilie
100 g Wasser

Petersilie ist ein Küchenkraut voller Vitalstoffe. Aber nicht nur in der Ernährung ist sie super, sondern auch für die Pflege der Haut: Sie liefert viele Vitamine und Mineralstoffe und erfrischt und belebt die Hautzellen. Die Haut wird durch die Behandlung reiner.

» Petersilie klein hacken, dann in den Mörser geben und fein zerkleinern.
» Mit dem Wasser auffüllen und verrühren.
» In ein Tuch geben und den Saft in ein Glas pressen.
» Ein Baumwolltuch mit dem Frischpflanzensaft tränken.
» Das Gesicht damit sanft abreiben.
» Anschließend mit einem weichen Baumwolltuch abwischen.

Den frischen Pflanzensaft immer sofort verwenden, er kann nicht aufbewahrt werden.

Schneller geht es, wenn du das Wasser und die Petersilie mit dem Pürierstab pürierst und dann wie oben beschrieben durch ein Tuch filtrierst. Den übrigen Petersiliensaft einfach austrinken oder mit Buttermilch vermischt genießen.

GESICHTS-DAMPFBÄDER

Der heiße Dampf von Wasser, dem wohltuende, duftende Kräuter zugesetzt wurden, entspannt und reinigt die Gesichtshaut porentief. Die Zusammensetzung der Rezeptur, also die Mischung der verwendeten Kräuter, kann auf den Hauttyp abgestimmt werden. Salbei, Thymian, Kamille, Pfefferminze, Rose oder Salz sind bei fettiger und unreiner Haut empfehlenswert. Bei trockener Haut tun Lavendel oder Ringelblume als Dampfbadzusatz gut. Bei sehr trockener Haut sollte das Dampfbad nur 3–5 Minuten dauern. Eine gesunde, normale Gesichtshaut darf den heißen Dampf 5–10 Minuten genießen. Nach dem Dampfbad solltest du dir eine Pause gönnen und gemütlich liegend ausschwitzen. Mit einem großen Tuch über dem Kopf hat Zugluft keine Chance, an die erhitzte Gesichtshaut zu gelangen.

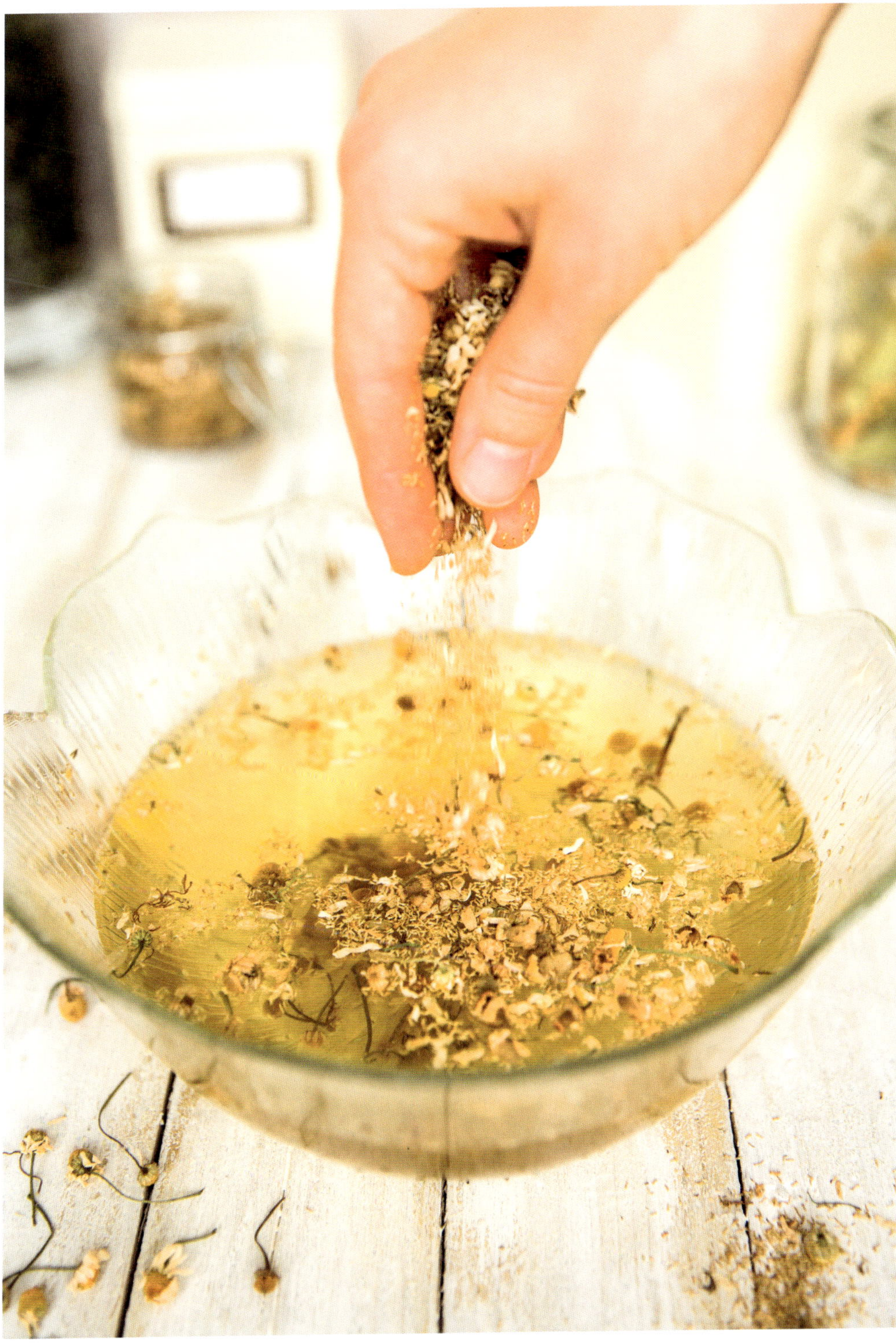

Kamillen-Dampfbad

KAMILLEN-DAMPFBAD

1 Handvoll Kamillenblüten, getrocknet

Kamille wirkt entzündungshemmend. Sie beruhigt die Gesichtshaut und ist hilfreich bei unreiner oder pickeliger Haut. Ein Klassiker aus meiner Jugendzeit.

- 2 Liter Wasser zum Kochen bringen und in eine große Schüssel gießen.
- Die Kamillenblüten in das heiße Wasser geben.
- Das Gesicht vorsichtig über den Dampf halten und den ganzen Kopf mit einem großen Badetuch bedecken – nur so nah über die Schüssel halten, wie es angenehm ist.
- 5–10 Minuten den Kamillendampf genießen.

ROSENBLÜTEN-DAMPFBAD

1 Handvoll Rosenblüten, getrocknet

Mit ihren Gerbstoffen, Flavonoiden und ätherischen Ölen wirken Rosenblüten antiseptisch und entzündungshemmend – wohltuend bei pickeliger, junger Haut.

- 1 Liter Wasser zum Kochen bringen.
- Rosenblüten in eine große Schüssel geben und mit dem heißen Wasser übergießen.
- Das Gesicht vorsichtig über den Dampf halten und den ganzen Kopf mit einem großen Badetuch bedecken – nur so nah über die Schüssel halten, wie es angenehm ist.
- 5–10 Minuten den Rosenblüten-Dampf genießen.

Duftende Rosenblüten können im Sommer im eigenen Garten geerntet und an einem luftigen, aber sonnengeschützten Platz getrocknet werden. Dazu legst du die abgezupften Rosenblütenblätter auf ein sauberes Baumwolltuch, damit sie auch von unten luftig gelagert sind. Aufbewahrt werden sie in dunklen Schraubgläsern.

SALBEI-SALZ-DAMPFBAD

Salbei enthält Gerbstoffe, Bitterstoffe, Flavonoide und ätherische Öle. Durch seine wunderbaren Inhaltsstoffe wirkt er entzündungs-, keim- und schweißhemmend für fettige und unreine Haut.

- 2 Liter Wasser
- 1 Handvoll Salbeiblätter, getrocknet
- 1 EL Steinsalz

- Das Wasser zum Kochen bringen.
- Salbeiblätter und Salz in eine große Schüssel geben und mit dem kochenden Wasser übergießen, mit einem Deckel abdecken und 3 Minuten ziehen lassen.
- Das Gesicht vorsichtig über den Dampf halten und den Kopf mit einem großen Badetuch bedecken – nur so nah über die Schüssel halten, wie es angenehm ist.
- 5 Minuten den Dampf genießen.

Salbei-Salz-Dampfbad

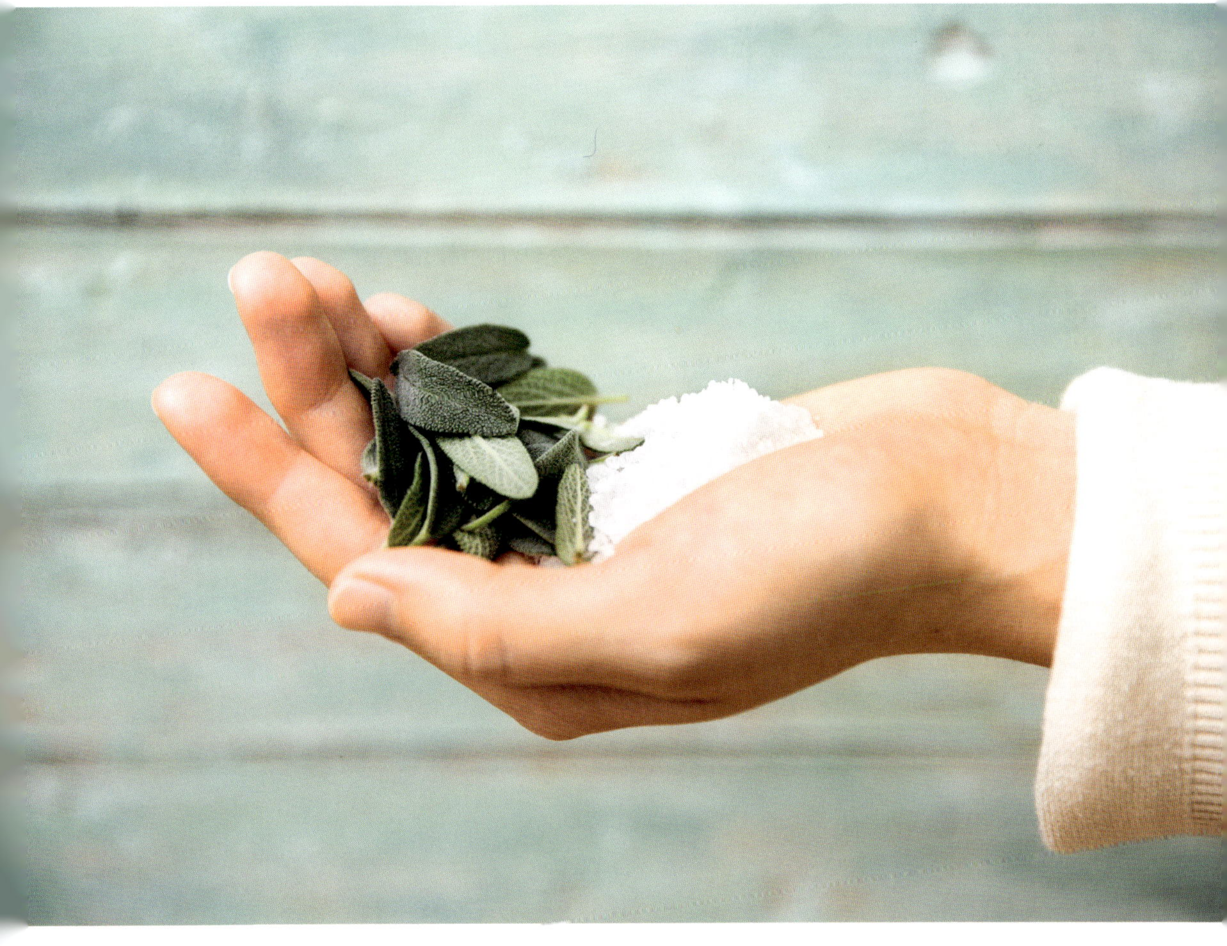

KARTOFFEL-AUFLAGE

2 mittelgroße Kartoffeln

Statt Dampf kannst du auch eine warme Auflage ausprobieren. Eine warme Auflage auf dem Gesicht entspannt die Haut. Die Wärme öffnet die Poren, hat dadurch eine reinigende Wirkung und fördert die Durchblutung. Diese Auflage solltest du so warm wie möglich anwenden, aber immer so, dass es angenehm ist.

- Die Kartoffeln mit Schale in einem kleinen Topf etwa 20 Minuten weichkochen.
- Die Pellkartoffeln abgießen, mit Schale in ein Küchenhandtuch einschlagen und die Kartoffeln im Handtuch zerdrücken.
- So heiß wie möglich verwenden, zunächst das Gesicht damit vorsichtig abtupfen. Ist die Auflage zu heiß, das Kartoffelpäckchen zusätzlich in ein weiteres Handtuch einwickeln.
- Alle Stellen im Gesicht damit bearbeiten. Sobald die Wärme erträglich ist, ist es eine Wohltat, das Kartoffelpäckchen einige Minuten liegen zu lassen und immer wieder die Stellen im Gesicht zu wechseln.

PEELINGS

Bei kaltem Wetter und Heizungsluft neigen wir vermehrt zu trockener und rissiger Haut. Ein Peeling, von Zeit zu Zeit angewendet, reinigt die Haut von abgestorbenen Hautschuppen, regt sie zum Regenerieren an und öffnet die Poren. Eine anschließend aufgetragene Pflegecreme kann von der Haut besser aufgenommen werden. Peelings eignen sich nicht nur für das Gesicht, auch Körper und Hände kannst du damit pflegen. Das Hautbild kann sich verbessern, die Haut wird weicher, glatter und reiner. Selbst gemachte Peelings sollen fein, sanft und nicht grobkörnig sein, sonst versetzen sie der Haut kleine Wunden, die sich entzünden könnten. Normale und Mischhaut kann ein- bis zweimal pro Monat damit gereinigt werden. Peelings sind einfach zu rühren. Du brauchst nicht viel Zeit und nicht viele Zutaten dafür. Kaffeepulver, gemahlener Hafer, Mohn, feiner Zucker und feines Salz sind die einfachen Grundlagen für ein Peeling. Peelings mit Obst und Gemüse sind immer nur für eine Anwendung gedacht und nicht zur Lagerung geeignet. In industriell gefertigten Peelings sind oft kleinste Mikroplastikteilchen verarbeitet, die der Umwelt und der Gesundheit schaden. Selbst hergestelltes Peeling ist die geniale, sanfte und preiswerte Alternative.

Ein Peeling wird in kreisenden Bewegungen auf die Hautstellen aufgetragen. Je nach Peeling und Belieben kannst du es von 2 Minuten bis zu 30 Minuten einziehen lassen. Du kannst es auch sofort nach dem Peelen mit einem warmen, nassen Waschhandschuh oder weichen Baumwolltuch sanft vom Gesicht abwaschen.

OLIVENÖL-PEELING – DER KLASSIKER

Natives Olivenöl extra hat einen hohen Gehalt an Vitamin E und einfach ungesättigten Fettsäuren, die für die Haut innerlich und äußerlich gut sind. Die Antioxidantien des Olivenöls schützen außerdem die Zellen der Haut. Gutes, hochwertiges Olivenöl ist für seine entzündungshemmenden Eigenschaften bekannt. Salz reinigt die Haut und regt die Durchblutung an. Das Hautbild wird verbessert. Bei unreiner Haut ist es ein bewährtes Hausmittel. Achtung: Peelings mit Salz sind nur bedingt für die Gesichtshaut geeignet. Bei empfindlicher Gesichtshaut solltest du dieses Peeling nur am Körper anwenden (siehe auch Kasten unten).

- 1 TL Olivenöl
- 1 TL Naturjoghurt
- ½ TL feines Steinsalz

» Olivenöl, Joghurt und Salz in einer kleinen Schüssel verrühren.

» Das Peeling sanft mit den Fingern auf die Haut auftragen (nicht rubbeln) und nach wenigen Minuten mit einem warmen, nassen Waschhandschuh abtupfen.

Bei diesem Klassiker darf das Salz nicht grobkörnig sein, sonst entstehen feine Risse auf der Haut. Feines Steinsalz hat sich am besten bewährt. Salz eignet sich, wenn überhaupt, nur für normale und fettige Gesichtshaut und darf nicht zu stark auf der Haut verrieben werden. Bei offenen Hautstellen brennt das Salz, in diesem Fall solltest du kein Salzpeeling verwenden. Die Haut nach kurzer Einwirkzeit, 2–5 Minuten, nur feucht abtupfen, nicht abrubbeln. Beim Abrubbeln zerstört das Olivenöl die Lipide (Fettzellen) der Haut und wirkt dann austrocknend.

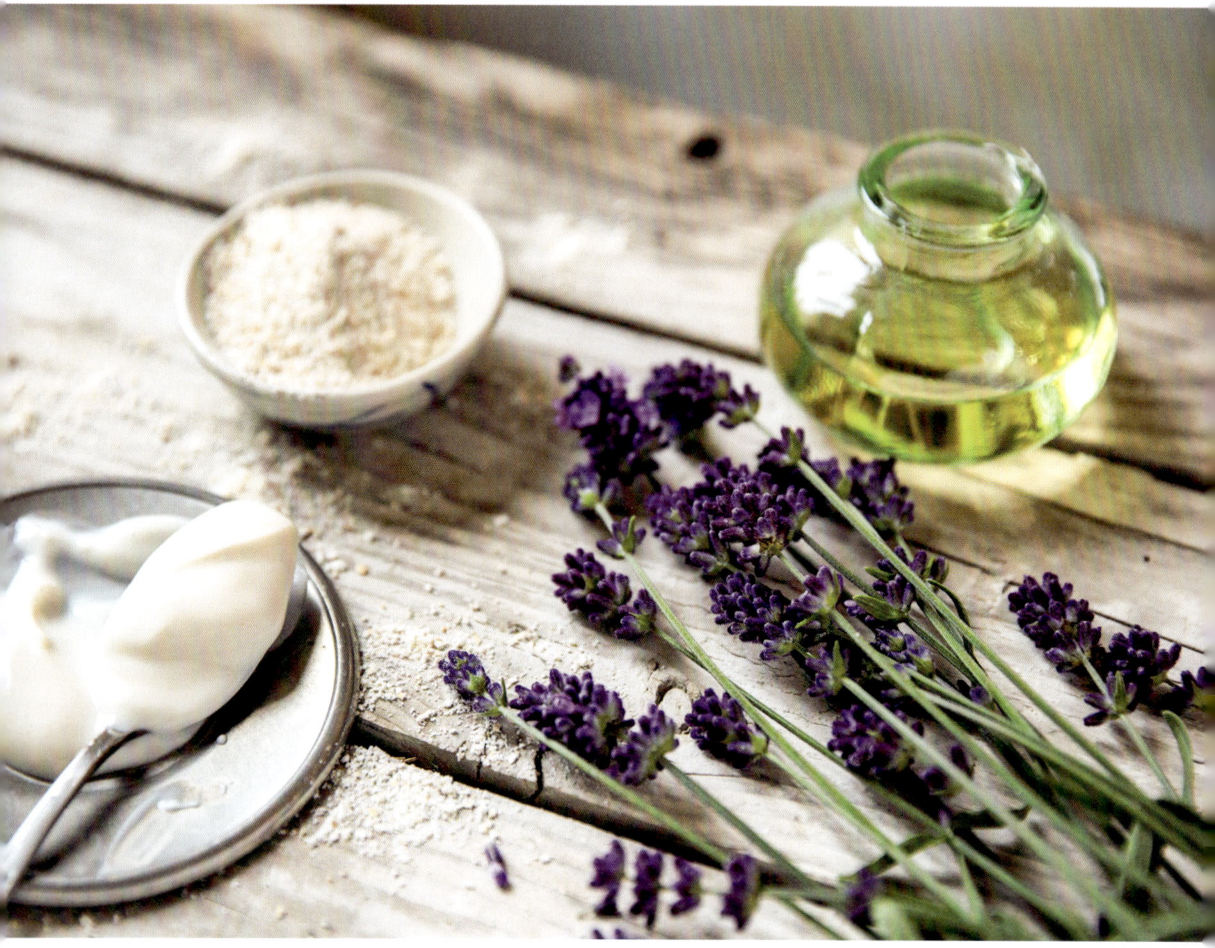

Lavendel-Peeling

LAVENDEL-PEELING

- 1 TL Lavendelblüten, getrocknet
- 1 TL Haferflocken
- 1 TL Olivenöl
- 1 TL Joghurt

Lavendel und Hafer entspannen trockene Haut. Lavendel beruhigt und Hafer ist bei irritierter Haut empfehlenswert. Mit Olivenöl und Joghurt wird die Haut zudem weich.

» Lavendelblüten und Haferflocken im Mörser fein zerreiben.
» Olivenöl, Joghurt, Hafer und Lavendelblüten in einer Schale vermischen.
» Das Peeling auf der Haut verreiben.
» Nach wenigen Minuten mit einem Baumwolltuch oder Waschhandschuh mit reichlich lauwarmem Wasser gut abwaschen.

RINGELBLUMEN-PEELING

Ringelblumenblüten, Salz und Honig wirken allesamt entzündungshemmend und hautregenerierend, das Sonnenblumenöl leicht desinfizierend. Deshalb sind diese Zutaten hilfreich bei Akne. Vorsicht jedoch mit Salz bei empfindlicher oder verletzter Haut, hier lieber nicht im Gesicht anwenden.

- 1 TL Ringelblumenblüten, getrocknet
- 1 TL Sonnenblumenöl
- ¼ TL Honig
- ½ TL feines Steinsalz

» Ringelblumenblüten im Mörser fein zerreiben.
» Alle Zutaten in einer kleinen Glasschale mischen.
» Auf die zu reinigenden Körperstellen mit kreisenden Bewegungen sanft auftragen.
» Nach dem Peelen mit einem warmen, nassen Baumwolltuch oder Waschhandschuh abwaschen.

Ringelblumen wachsen im Garten und die Blüten können im Sommer wunderbar für den Winter getrocknet werden. Die Blüten ohne die Stängel in der Mittagszeit bei Sonnenschein ernten. Ein Backblech mit Baumwolltüchern auslegen und an einem luftigen Ort im Schatten schnell trocknen lassen. Sobald alle Blüten gut trocken sind, in dunklen Schraubdeckelgläsern lagern.

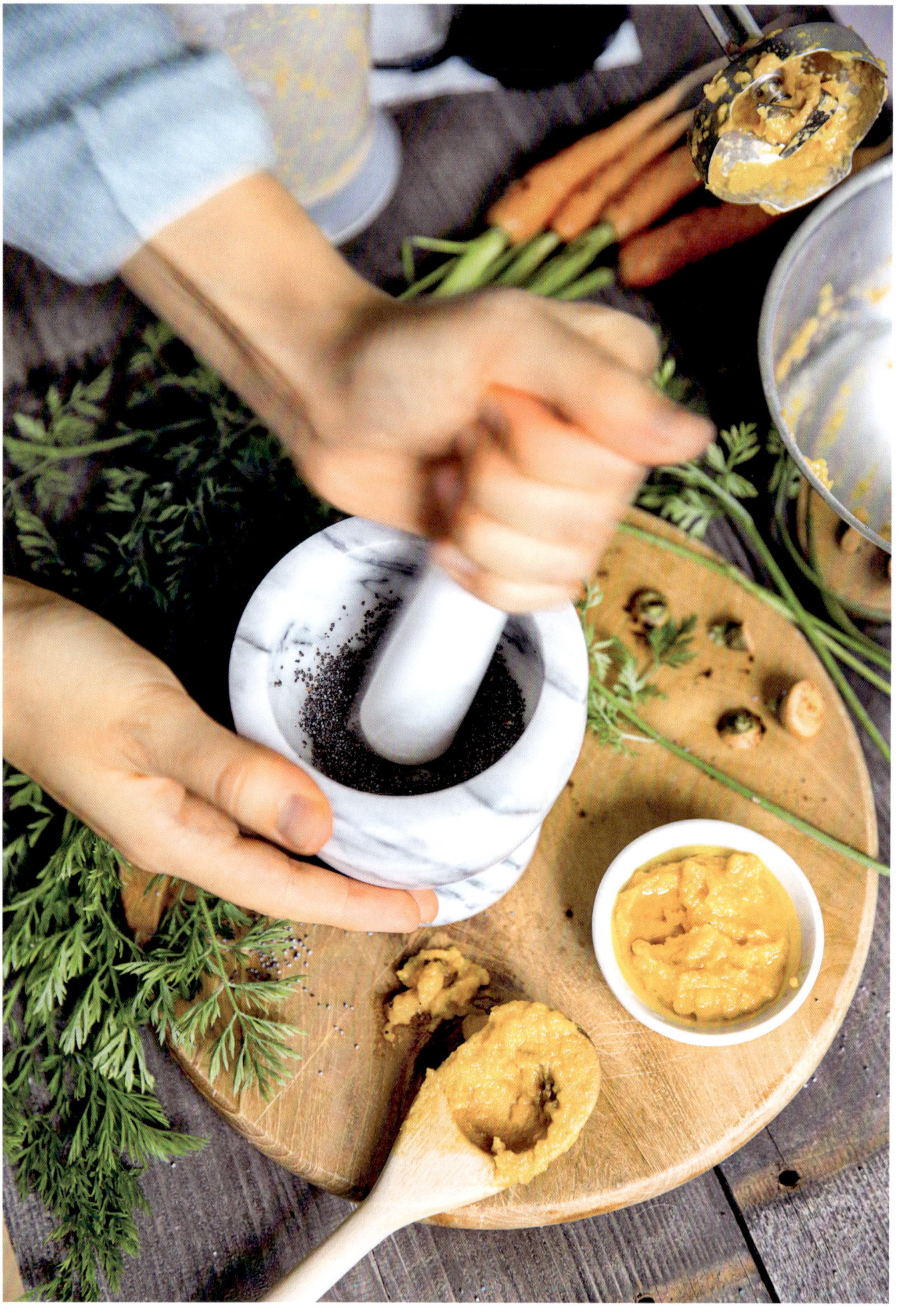

Karotten-Peeling

KAROTTEN-PEELING

Du kannst das Karottenmus für dieses Rezept beim Karottenkochen fürs Mittagessen abzweigen: Einfach ein paar gekochte Karottenstückchen pürieren. So sparst du Energie. Oder du kochst dir das Mus nach dem Rezept unten. Karotten sind reich an Vitaminen und Mineralstoffen. Weil Betacarotin fettlöslich ist, sollte man beim Kochen immer einen Löffel Pflanzenöl dazugeben. Aber auch äußerlich angewendet wirkt dieses Wurzelgemüse: Seine Inhaltsstoffe Betacarotin und Lycopin schützen die Zellen der Haut.

1 TL Mohnsamen

1 TL Karottenmus (siehe Rezept unten)

1 TL Sonnenblumenöl

- Die Mohnsamen im Mörser etwas zerkleinern, damit sie das wertvolle Öl in ihrem Inneren freigeben.
- Mit dem Karottenmus und dem Sonnenblumenöl in einer kleinen Schale vermischen.
- Das Peeling in kreisenden Bewegungen auf das Gesicht auftragen und etwa 5 Minuten einwirken lassen.
- Nach dem Peelen einen Waschhandschuh unter warmes Wasser halten und damit das Gesicht reinigen.

Karottenmus

Hier ein einfaches Rezept, wenn du eine größere Menge für Peeling, Maske oder Gesichtscreme herstellen möchtest. Dafür brauchst du 3–4 Karotten und 150 g Wasser.

- Die Karotten gründlich waschen und klein schneiden. Unter der Schale sitzen die meisten Vitamine und Mineralstoffe, deshalb am besten nicht schälen. Wer die Schale nicht mag, entfernt sie sehr dünn mit einem Sparschäler.
- Mit dem Wasser in einen Topf geben und 20 Minuten kochen.
- Mitsamt dem Kochwasser mit dem Pürierstab in einem schmalen, hohen Gefäß pürieren.

Von dem erkalteten Karottenmus für Peeling, Maske oder Gesichtscreme je 1 TL abnehmen. Den Rest des Pürees kannst du dir mit Salz, Pfeffer, etwas Curcuma und 1 TL Schmand vermischt als Brotaufstrich schmecken lassen.

TOMATEN-SALZ-PEELING

- 1 TL Olivenöl
- ½ TL feines Steinsalz
- 1 TL mit der Gabel zermustes Tomatenfruchtfleisch

Bei unreiner Haut helfen Tomaten gut. Durch die Kombination mit Salz ist dieses Peeling für fettige, robuste und unverletzte Haut geeignet – Peelings mit Salz werden nicht bei trockener oder empfindlicher Haut angewendet. Falls du ein leichtes Ziehen der Haut bemerkst, lieber schnell abwaschen. Alternativ kannst du auch ½ TL Tomatenmark (Rezept siehe unten) statt der frischen Tomate verwenden. Antioxidantien (wie das Carotinoid Lycopin), viele Vitamine und Mineralstoffe machen unsere Tomate so wertvoll – sowohl innerlich als auch äußerlich.

» Alle Zutaten in einer Schale verrühren.
» In kreisenden Bewegungen auf das Gesicht auftragen, nicht rubbeln.
» Vorsichtig mit einem warmen, nassen Waschhandschuh abwaschen.

Tomatenmark

Wenn du eigene Tomaten im Garten hast, kannst du dein Tomatenmark selbst herstellen. Dieses Rezept ist für 2 kg Tomaten gedacht, das ergibt 500 g Tomatenmark.

» Die Tomaten mit kochendem Wasser überbrühen und 2 Minuten darin liegen lassen.
» Aus dem heißen Wasser nehmen, mit kaltem Wasser abschrecken und die Haut abziehen. Den Strunk entfernen, schälen und vierteln. Tomaten in einen Topf geben und zum Kochen bringen.
» Je nachdem, wie dick das Tomatenmark werden soll, mindestens 30 Minuten bis zu 2 Stunden einkochen lassen, dabei immer wieder umrühren (es brennt leicht an).
» Ein Sieb auf eine Schüssel hängen, mit einem sauberen Tuch auslegen, das noch heiße Tomatenmark hineingeben, die Enden des Tuchs über der Tomatenmasse zusammennehmen und eindrehen. Über Nacht stehen lassen, damit der Saft vollständig in die Schüssel abtropfen kann.
» Das Tomatenmark aus dem Tuch in kleine, gereinigte Gläser füllen und gut verschließen. Die Kernchen sind dann noch enthalten, stören aber nicht weiter.

So hält es nur etwa 2 Tage. Zum Haltbarmachen kannst du es entweder einfrieren oder einkochen.

APFEL-HAFER-PEELING

Ein Peeling für den ganzen Körper. Die in alten Apfelsorten enthaltenen Polyphenole gehören zu den sekundären Pflanzenstoffen und besitzen antioxidative und antimikrobielle Eigenschaften. Alte Apfelsorten, z. B. Berlebsch, Winterrambur, Schafsnasen, Gravensteiner, Klara oder Bohnapfel, kannst du eventuell noch beim Biobauern finden. Die Fruchtsäure des Apfels reinigt und strafft die Haut, zudem gibt der Apfel der Haut Feuchtigkeit. Hafer ist bei irritierter, schuppiger und trockener Haut empfehlenswert.

- 1 EL Haferflocken
- 1 Viertel Apfel
- 2 EL Olivenöl

» Haferflocken im Mörser zerstoßen, bis sie feinkrümelig sind.
» Den Apfel ganz fein auf der Glasreibe oder Parmesanreibe reiben.
» Alle Zutaten in einer Schale vermischen und das Peeling sofort in kreisenden Bewegungen auf die Haut auftragen. Die angegebene Menge reicht für den ganzen Körper.
» 5 Minuten einwirken lassen.
» Danach gründlich mit warmem Wasser abspülen.

Besonders im Winter eine Wohlfühlanwendung für den ganzen Körper: In die warme Badewanne setzen und Stück für Stück den Körper peelen.

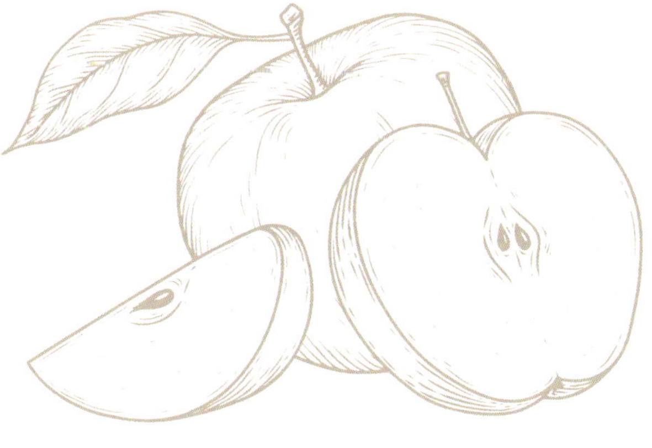

1 TL Erdbeermus (siehe unten)
¼ TL Honig
½ TL Dinkelkleie
½ TL Traubenkernöl

ERDBEER-PEELING

Erdbeeren sind prima für Peelings geeignet. Die enthaltene Salicylsäure wirkt entzündungshemmend und das Erdbeermus trägt Hautschuppen gut ab. Honig ist ebenfalls entzündungshemmend und macht deine Haut schön weich. Das Peeling ist bei normaler und fettiger Haut zu empfehlen und hilft bei unreiner Haut. Am besten verwendest du Erdbeeren aus dem Bioanbau oder aus dem eigenen Garten.

- Erdbeermus, Honig, Dinkelkleie und Traubenkernöl in einer Schale verrühren.
- Mit dieser Masse die Haut mit kreisenden Bewegungen peelen.
- Das Peeling gerne einige Minuten einwirken lassen.
- Mit warmem Wasser gut abspülen.

Erdbeermus herstellen

- Verwende etwa 10 Erdbeeren, damit das Pürieren gut funktioniert.
- Die Erdbeeren waschen, vom Strunk befreien und halbieren.
- In eine schmale, hohe Schüssel füllen, mit dem Pürierstab mixen.
- Für das Peeling 1 TL abnehmen. Das restliche Mus für Maske und Gesichtscreme verwenden, den Rest aufessen.

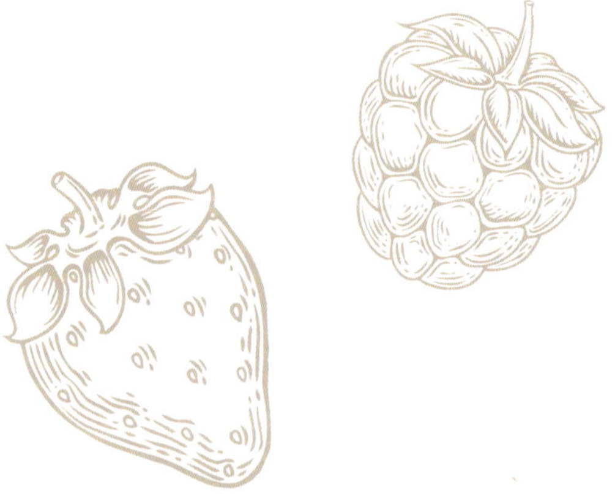

EDLES ROSENBLÜTEN-PEELING

Wenn du ein Rosenliebhaber bist, dürfte dieses Peeling besonders angenehm für dich sein. Duftende Rosenblüten in Kombination mit Sonnenblumenkernen klären und straffen die Haut. Sonnenblumenöl regt die Haut zur Zellerneuerung an und schützt sie.

- 1 EL Rosenblütenblätter, getrocknet
- 1 TL Sonnenblumenkerne
- 1 EL Sonnenblumenöl

» Getrocknete Rosenblütenblätter und Sonnenblumenkerne im Mörser zerkleinern.
» In einer Schale mit dem Sonnenblumenöl vermischen und auf das Gesicht auftragen.
» Mit warmem Wasser gut abspülen.

Sonnenblumenöl ist reich an Vitaminen. Es schützt die Haut vor Umwelteinflüssen und wirkt leicht desinfizierend. Außerdem zieht es gut ein und hinterlässt keinen Fettfilm auf der Haut.

LECKERES HIMBEER-PEELING

Himbeeren reinigen die Haut mild und geben ihr Vitamine. Du kannst gerne eine größere Menge herstellen und den Rest einfach aufessen.

- 3–4 Himbeeren, frisch oder tiefgekühlt und aufgetaut
- ½ TL Waldhonig
- 1 TL Naturjoghurt

» Himbeermus ist schnell hergestellt. Einfach die Himbeeren mit der Gabel zerdrücken.
» Das Himbeermus mit dem Waldhonig und dem Naturjoghurt in einer Schale verrühren.
» Die Masse mit einem weichen Tuch auf das Gesicht auftragen.
» Mit kreisenden Bewegungen peelen.
» Mit einem warmen, nassen Waschhandschuh abwaschen.

CAPPUCCINO-PFEFFERMINZ-PEELING

- 1 TL Pfefferminzblätter, getrocknet
- 1 TL Kaffeepulver
- 1 EL Sahne

Kaffee ist durchblutungsfördernd und belebend, Pfefferminze wirkt kühlend. Daher ist dieses Peeling im Sommer eine erfrischende Wohltat für deine Haut. Außerdem minimiert es den Juckreiz von Insektenstichen. Als Ganzkörperpeeling ist es ein Muntermacher unter der Dusche und nebenbei kann auch noch Cellulite massiert werden.

» Getrocknete Pfefferminzblätter im Mörser zerkleinern.
» Kaffeepulver, Pfefferminze und Sahne in einer Schale verrühren.
» Die Masse mit kreisenden Bewegungen auf das Gesicht oder den Körper auftragen.
» Mit viel Wasser abwaschen.

REINIGENDES SCHOKOLADEN-HAFER-PEELING

- 5 g Bitterschokolade
- 1 kleine Erdbeere
- 1 TL Haferflocken
- 1 TL Sahne

Schokolade reinigt die Haut äußerlich und die in der Schokolade enthaltene Kakaobutter wirkt antibakteriell und hautpflegend zugleich. Dieses Peeling ist für das Gesicht und den ganzen Körper empfehlenswert, am besten wendest du es in der Badewanne an.

» Schokolade im Wasserbad schmelzen.
» Die Erdbeere mit der Gabel zu Mus zerdrücken.
» Die Haferflocken im Mörser zerkleinern.
» Sahne, Schokolade, Erdbeere und Hafer in einer kleinen Glasschüssel vermischen.
» Wenn das Peeling nicht in der Badewanne angewendet wird und nur das Gesicht gepeelt werden soll, die Kleidung an Dekolleté und Schultern gut abdecken und die Masse mit kreisenden Bewegungen auf das Gesicht auftragen.
» Mit viel Wasser abwaschen.

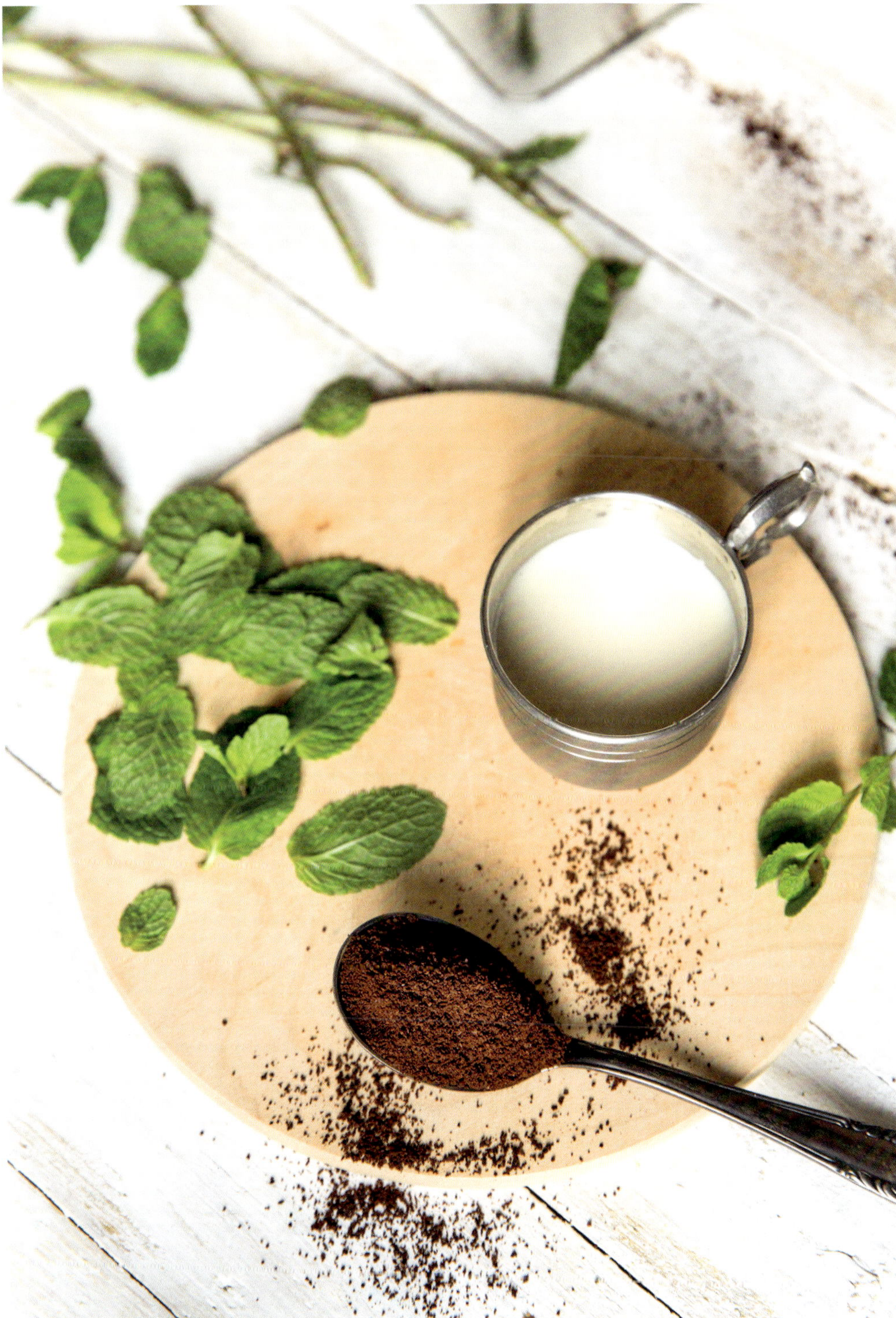

Cappuccino-Pfefferminz-Peeling

QUITTEN-PEELING IM HERBST

1 EL ganze Quittenkerne
150 g Wasser
1 TL Haferflocken

Die Quitte ist die Frucht der Frau und Sinnbild des Glücks, der Liebe und Fruchtbarkeit. Die in den Quittenkernen enthaltenen Schleimstoffe können bei trockener und empfindlicher Haut helfen. Bezugsquellen für Quittenkerne findest du hinten im Buch (siehe Seite 153). Du kannst aber auch, wenn du eigene Quitten hast, die Kerne nehmen, die beim Kochen von Quittengelee anfallen. Gemörserter Hafer ist ein milder Peelingzusatz, der gut mit dem Quitten-Gel harmoniert und besonders empfindliche Haut sanft peelt.

- Quittenkerne im Wasser einmal kurz aufkochen.
- Bei geringer Temperatur etwa 15 Minuten köcheln lassen, bis die Flüssigkeit eine gelartige Konsistenz annimmt.
- Die Kerne abseihen und das Gel auffangen, dann abkühlen lassen.
- Haferflocken mit dem Mörser fein zerstoßen.
- Den Hafer in einer Schale mit 50 g des Quitten-Gels anrühren.
- Im Kühlschrank ist das Peeling 3 Tage haltbar.

Das restliche Quitten-Gel kannst du für eine Gesichtscreme oder eine Gesichtsmaske verwenden. Rezepte dazu findest du bei der Quitten-Maske (Seite 67) und bei der Quitten-Gesichtscreme (Seite 74).

MASKEN

Die pflegenden Substanzen der Maske nimmt die Haut nach dem Peeling besonders gut auf. Maske auf Stirn, Wange, Nase und Kinn auftragen und für 10–20 Minuten einwirken lassen. Anschließend mit einem feuchten, warmen Waschlappen abwaschen. Sollte die Maske auf der Haut leicht unangenehm sein, kann das bei trockener Haut von der Fruchtsäure herrühren, dann sofort von der Haut entfernen. Naturkosmetik soll angenehm sein und die Haut entspannen. Am besten mit schöner Musik und viel Zeit die Seele baumeln lassen. **Die Masken sind für die sofortige Anwendung gedacht, nicht für lange Lagerung. Sie sind nicht haltbar und nur mit frischen Zutaten gerührt.** Für eine Maske benötigst du nur eine minimale Menge an Obstmus oder Gemüsepüree. Am besten planst du das entsprechende Obst oder Gemüse für deine Mahlzeit ein, beispielsweise für einen Aufstrich, und nimmst vor dem Würzen 1 TL davon weg.

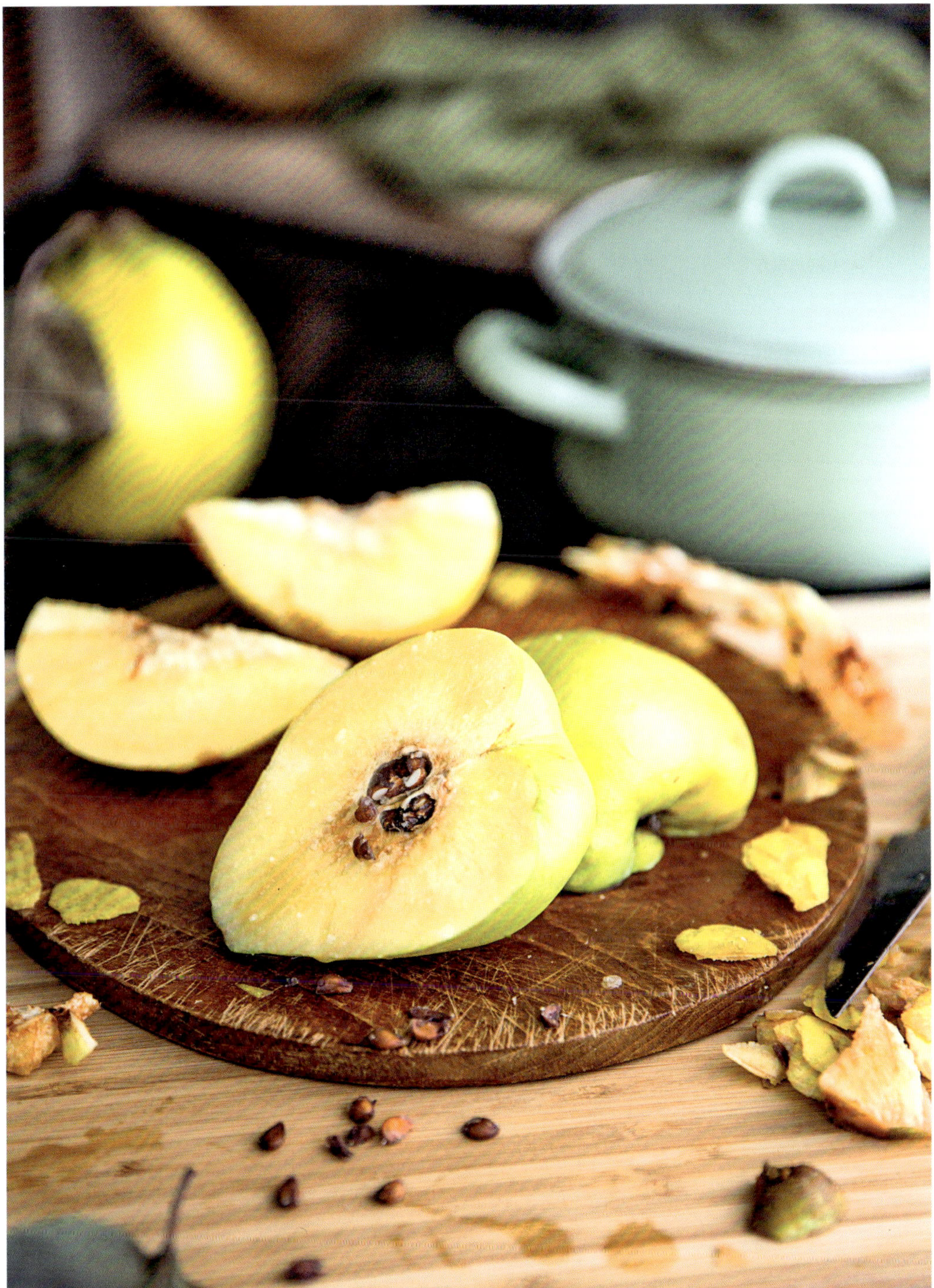

Quitten-Peeling

GURKEN-MASKE – DER KLASSIKER

1 Würfel Salatgurke mit Schale, etwa 2 cm groß
1 TL Buttermilch
1 TL Joghurt

Gurke ist das klassische Gemüse für erfrischende Masken. Sie enthält viel Wasser und spendet der Haut Feuchtigkeit. Sie reinigt unreine Haut, beruhigt irritierte und juckende Haut, kühlt bei Sonnenbrand, strafft und belebt müde Haut. Auch normale und Mischhaut freuen sich über die Gurke. Unter der Schale sitzen die meisten Vitamine und Mineralstoffe, deshalb darf in der Frischekosmetik die Schale der Gurke dranbleiben. Du solltest allerdings eine Bio-Gurke nehmen, denn konventionell angebaute Gurken sind stark behandelt.

» Gurke fein reiben.
» Anschließend mit der Buttermilch und dem Joghurt in einem Schälchen verrühren.
» Die Masse auf das Gesicht auftragen, 10–20 Minuten einwirken lassen.
» Dann mit einem nassen, warmen Waschhandschuh abwaschen.

Getränketipp
300 g Buttermilch mit einer halben Gurke, Salz, Pfeffer, etwas klein gehacktem Dill und Basilikum pürieren und, während die Gurkenmaske auf dem Gesicht ist, als Erfrischungsgetränk genießen.

Gurken-Maske

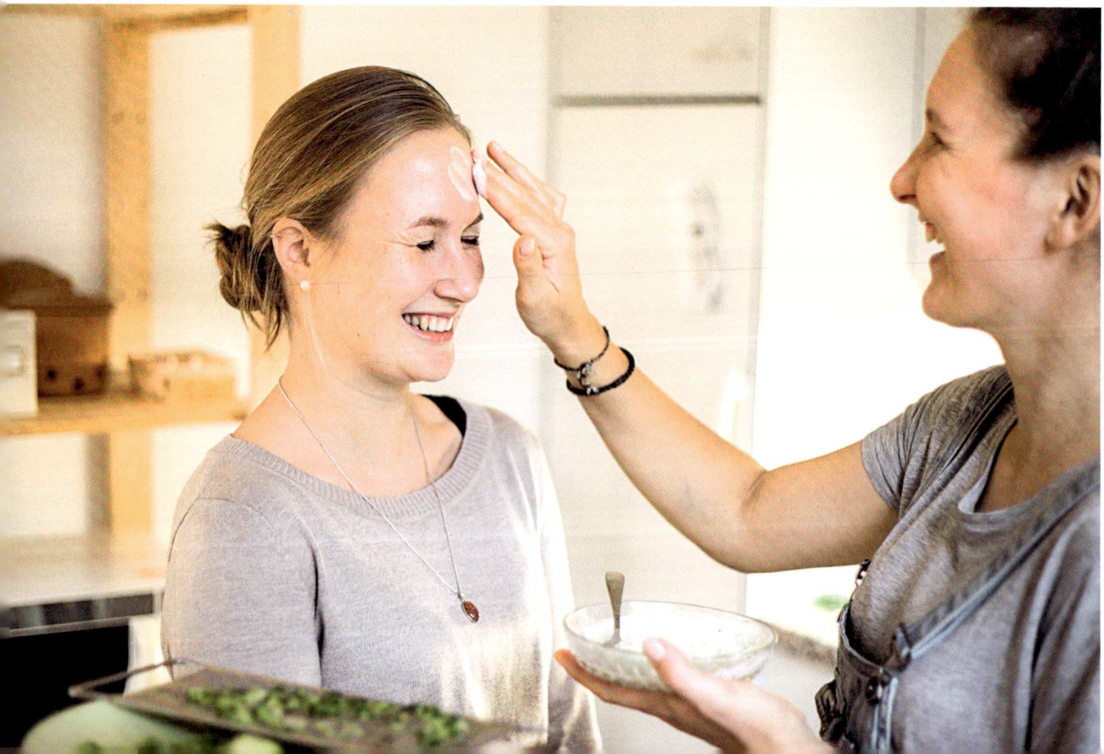

AVOCADO-MASKE MIT ROSENBLÜTEN

Avocados enthalten wichtige ungesättigte Fettsäuren und Aminosäuren. Viele Vitamine und Mineralstoffe machen Avocados in unserer Ernährung so wertvoll für unsere Haut. Aber auch äußerlich sind sie kostbar: Sie geben trockener, reifer, empfindlicher, irritierter oder schuppiger Haut Feuchtigkeit und pflegen sie. Reife Avocados sind weich, mit der Gabel kannst du schnell ein kleines Stück zerdrücken, oder du zweigst einen Teil vom Brotaufstrich ab (siehe unten).

- ½ TL Rosenblütenblätter, getrocknet
- 1 TL Mandelöl
- 1 TL Avocadopüree, aus dem Rezept für Avocado-Brotaufstrich (siehe unten)

» Die Rosenblütenblätter im Mörser möglichst fein zerreiben, am besten zu Pulver.
» Rosenblütenblätter, Mandelöl und Avocadopüree in einer kleinen Schale verrühren.
» Auf das Gesicht auftragen und 10–20 Minuten einwirken lassen.
» Anschließend mit warmem Wasser abwaschen.

Avocado-Brotaufstrich

Verwende hierfür 1 reife, weiche Avocado und 1 TL Zitronensaft.

» Die Avocado aufschneiden, den Kern entfernen und das Fruchtfleisch mit einem Löffel aus der Schale kratzen oder die Schale mit einem scharfen Messer dünn abschneiden.
» Die Avocado mit einem Pürierstab in einem schmalen, hohen Gefäß pürieren oder in einem tiefen Teller mit der Gabel fein zerdrücken.
» Für die Gesichtsmaske 1 TL davon abnehmen.
» Zitronensaft, Pfeffer und Salz dazugeben und alles verrühren.
» Als Brotaufstrich genießen.

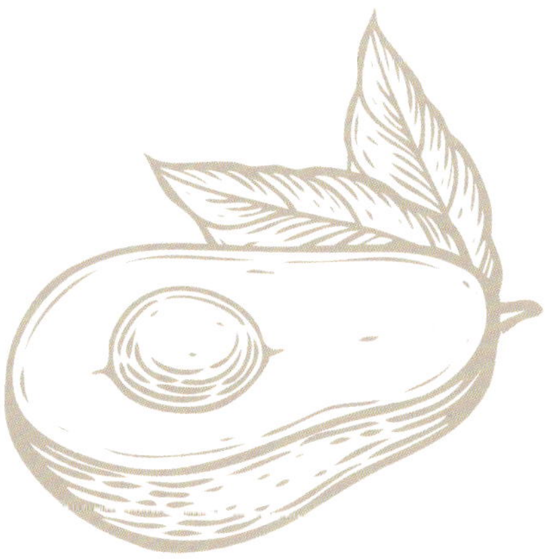

KAROTTEN-QUARK-MASKE

1 TL Karottenmus (Rezept siehe Seite 49)

1 TL Magerquark

Die in Karotten enthaltenen Carotinoide wie Betacarotin und Lycopin binden freie Radikale. Sie können Ekzeme und Akne lindern und schützen die Haut vor Austrocknung. Ihre Wirkung entfalten sie nicht nur äußerlich angewendet, sondern auch über die Ernährung (um das Lycopin freizusetzen, sollten Karotten lange und mit Fett gekocht werden). Quark wirkt beruhigend auf die Haut, kühlt und spendet Feuchtigkeit. Diese Maske ist besonders bei fettiger und unreiner Haut empfehlenswert. Du kannst die kleine Menge Karottenmus am besten von gekochten Karotten für ein Gemüse oder einen Aufstrich vor dem Würzen abzwacken.

» Das Karottenmus in einer kleinen Schale mit dem Quark verrühren.
» Auf das Gesicht auftragen.
» 10–20 Minuten einwirken lassen.
» Mit warmem Wasser gut abwaschen.

KIRSCH-MASKE

1 TL Kirschenmus (Rezept siehe Seite 62)

½ TL Honig

½ TL Olivenöl

1 TL feine Haferflocken

Kirschen enthalten viele Antioxidantien, die zellschützend und zellaufbauend wirken – eine Anti-Aging-Frucht von innen und außen. Sie besitzen auch viel Kieselsäure, die gut für Haut, Haare und Nägel ist. Weitere wichtige Inhaltsstoffe der Kirschen sind zahlreiche Spurenelemente, Vitamine und Mineralstoffe, die unseren Körper und unsere Haut versorgen, sowohl innerlich als auch äußerlich angewendet. Während der Kirschensaison täglich frische Früchte zu essen und nebenbei eine Kirschmaske oder Gesichtscreme zu rühren, ist wohltuend für Körper, Geist und Seele.

» Alle Zutaten in einer kleinen Schale verrühren.
» Die Haferflocken in der Masse 10 Minuten quellen lassen.
» Anschließend die Masse auf das Gesicht auftragen, 10–20 Minuten einwirken lassen.
» Mit einem Waschhandschuh und viel warmem Wasser gründlich abwaschen.

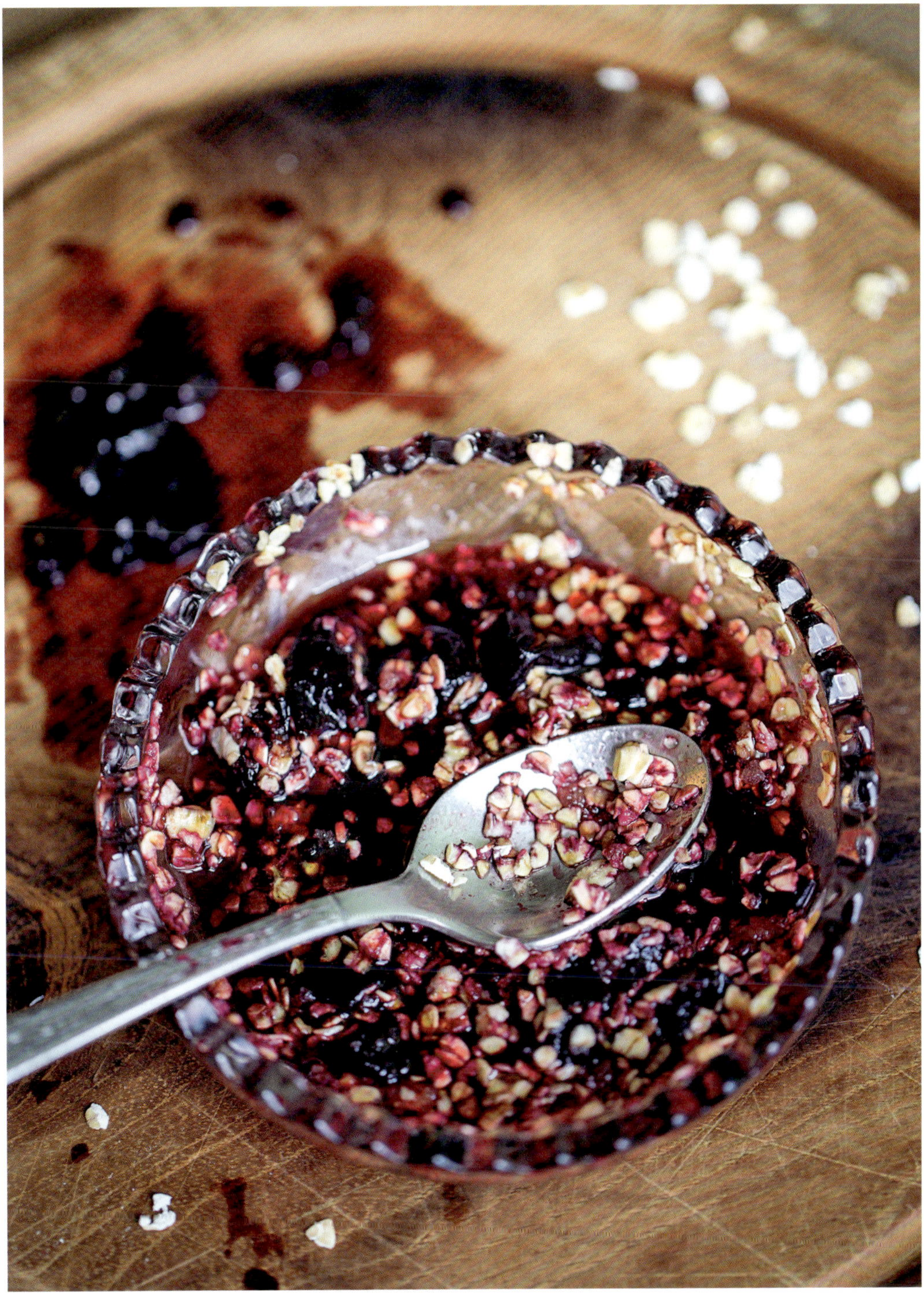

Kirsch-Maske

Kirschenmus

Dieses Rezept gilt für 100 g entsteinte Kirschen.

- Die Kirschen mit 20 ml Wasser in einen kleinen Topf geben und etwa 10 Minuten köcheln lassen. Das Abkochen des Obstes mildert die Fruchtsäure ab, so dass das Mus für empfindliche Haut besser verträglich ist. Mit dem Pürierstab in einem hohen, schmalen Gefäß pürieren.
- 1 TL für die Maske abnehmen.
- Das restliche Mus verspeisen, sehr lecker zu Vanilleeis.

APRIKOSEN-MASKE MIT FRISCHKÄSE

- 1 TL Aprikosenmus (Rezept siehe unten)
- 1 TL Frischkäse
- 1 TL Sahne
- ½ TL Aprikosenkernöl

Dies ist eine milde Maske für sensible, gereizte Haut, denn Aprikosen pflegen und spenden Feuchtigkeit. Wer zudem gern viele Aprikosen isst, pflegt und stärkt seine Haut, Haare, Nägel und Augen von innen und beugt außerdem Hauttrockenheit vor. Das in Aprikosen enthaltene hautfreundliche Carotinoid Betacarotin (Provitamin A) liefert äußerlich angewendet Feuchtigkeit und eine gesunde Hautfarbe.

- Das Aprikosenmus mit Frischkäse, Sahne und Aprikosenkernöl in einer kleinen Schale verrühren.
- Auf das Gesicht auftragen.
- Etwa 10–20 Minuten einwirken lassen, dann gründlich mit einem Waschhandschuh und viel warmem Wasser abwaschen.

Aprikosenmus

Dieses Rezept ist nur für eine kleine Menge gedacht. Gerne kannst du die Menge verdoppeln oder verdreifachen, dann hast du gleich ein feines Fruchtpüree für Eis oder Joghurt zum Aufessen.

- Eine Aprikose entkernen, klein schneiden und mit 20 ml Wasser in einen Topf geben.
- Kurz aufkochen lassen, dann auf niederer Stufe etwa 10 Minuten weichkochen.
- In einem hohen, schmalen Gefäß mit dem Pürierstab pürieren.
- 1 TL davon für die Maske abnehmen, den Rest aufessen.

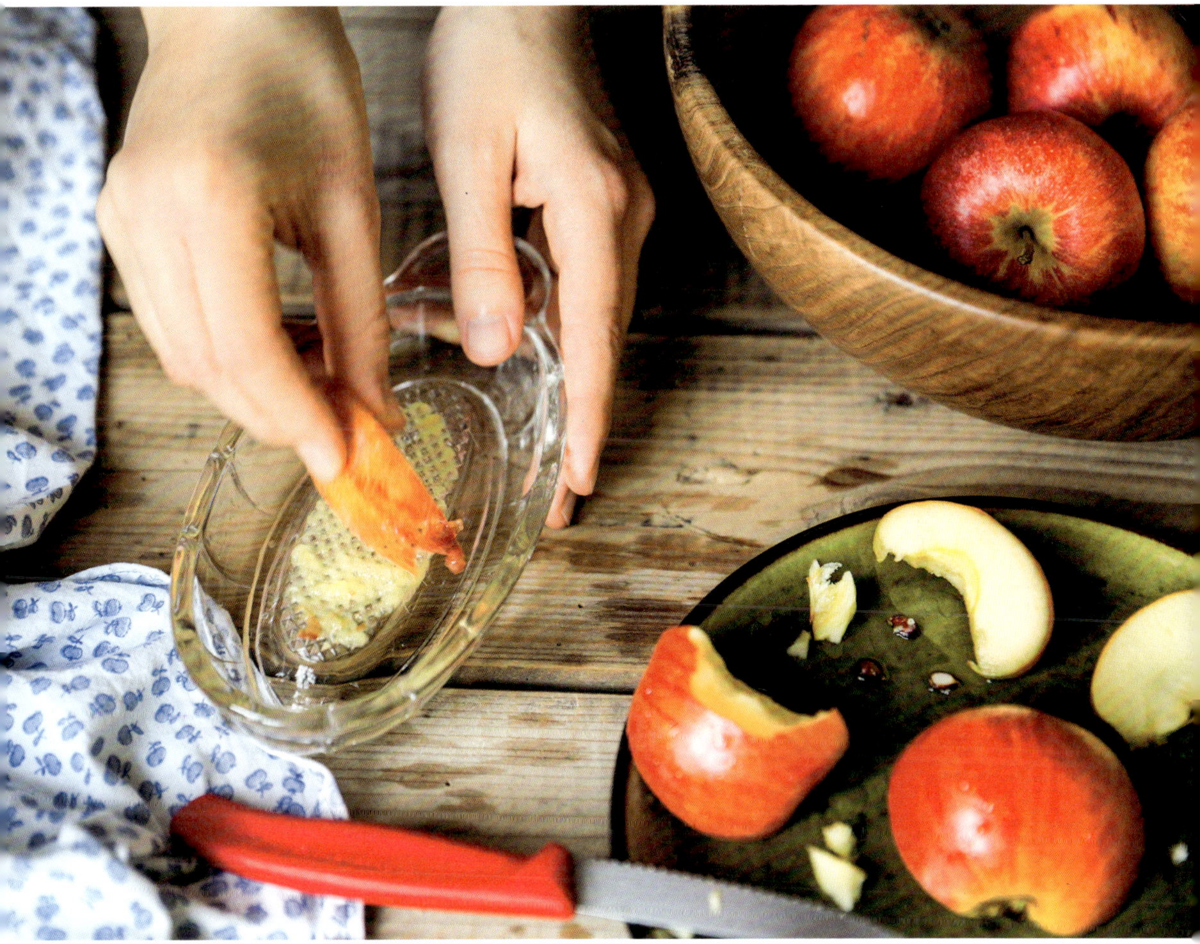

Apfel-Maske mit Honig

APFEL-MASKE MIT HONIG

Frisch geriebener Apfel erfrischt und belebt müde Haut, zum Beispiel in Packungen, Peelings und Masken. Honig ist reich an wertvollen Inhaltsstoffen, spendet der Haut Feuchtigkeit und fördert ihre Durchblutung. Er wirkt auf der Haut antibakteriell, entzündungshemmend, reinigend und glättend.

- 1 kleines Stück Apfel, 1–2 cm groß
- ½ TL Molkepulver
- ½ TL feine Haferflocken
- 1 EL Apfelsaft
- ¼ TL Honig

» Das Apfelstück fein reiben (Glasreibe oder Parmesanreibe).
» Alle Zutaten in einer kleinen Schale miteinander verrühren.
» Die Masse auf das Gesicht auftragen und einwirken lassen.
» Nach 10–20 Minuten mit warmem Wasser abwaschen.

ERDBEER-AVOCADO-HONIG-MASKE

- 1 kleine Erdbeere
- 1 kleines Stück Avocado (etwa 1 cm großer Würfel)
- ½ TL Honig
- ½ TL Quark

Die Kombination aus Erdbeeren, Avocado und Honig ist Wellness für trockene Haut und tut ihr einfach gut.

» Die Erdbeere und das Stück Avocado mit einer Gabel zerdrücken.
» Alle Zutaten in einer kleinen Schale gut verrühren.
» Die Maske auf das Gesicht auftragen und 10–20 Minuten einwirken lassen.
» Danach mit warmem Wasser abwaschen.

TOMATEN-MASKE

- ½ TL Tomatenmark (Rezept für selbst gemachtes Tomatenmark siehe Seite 50)
- ½ TL Honig
- ½ TL Quark

Bei sonnengestresster Haut wirken Stoffe aus der Tomate zellschützend und -regenerierend. In rohen Bio-Tomaten ist der Vitamingehalt sehr hoch. Bei lange gekochten Tomaten (bis zu 30 Minuten) wird dagegen das fettlösliche Lycopin frei und für den Körper verfügbar. Es ist zuständig für junge, elastische Haut, schützt vor Sonneneinwirkung, ist ein wirksames Antioxidans und wirkt entzündungshemmend. Für fettige und unreine Haut ist diese Maske besonders gut.

» Alle Zutaten in einer kleinen Schale verrühren.
» Auf das Gesicht auftragen, 10 Minuten einwirken lassen.
» Alles gut mit einem Waschhandschuh und viel warmem Wasser abwaschen.

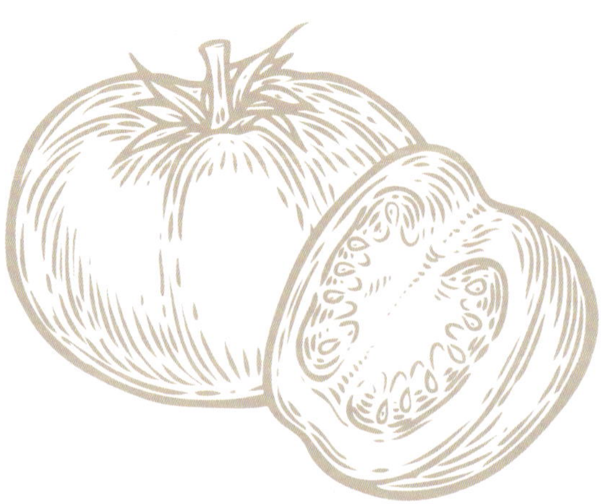

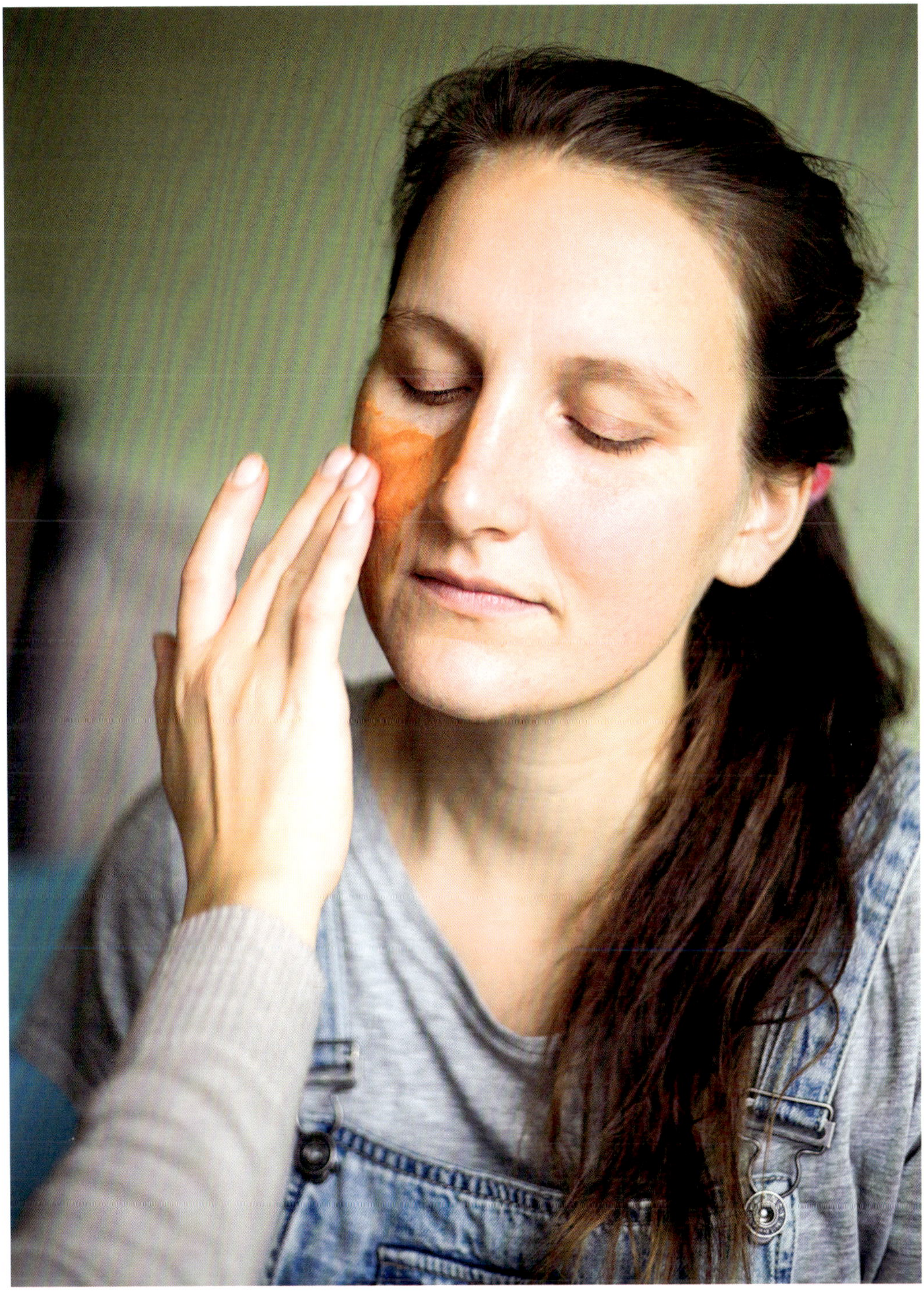

Tomaten-Maske

QUITTEN-GEL IM HERBST

1 EL ganze Quittenkerne
150 g Wasser

Quittenkerne enthalten reichlich wohltuende Schleimstoffe. Am besten verwendest du die Kerne von Quitten aus dem Garten oder vom Markt, es gibt die Kerne aber auch zu kaufen (siehe Bezugsquellen, Seite 153). Auf die Haut aufgetragen kühlt und lindert dieses Quitten-Gel, zum Beispiel bei Sonnenbrand. Aber auch bei rissigen Lippen tut es gute Dienste.

- Die Quittenkerne im Wasser einmal kurz aufkochen.
- Bei geringer Temperatur die Flüssigkeit etwa 15 Minuten einkochen lassen, bis sie eine gelartige Konsistenz annimmt.
- Die Kerne abseihen und das Gel dabei auffangen.
- Nach dem Abkühlen das Quitten-Gel auf die Haut auftragen.

Im Kühlschrank ist das Quitten-Gel maximal 3 Tage in einem verschlossenen Glas haltbar.

Das restliche Quitten-Gel kann für Peelings, Gesichtscreme oder als Haarkur verwendet werden. Es kann auch direkt nach dem Herstellen und Abkühlen in 30-ml-Gläser abgefüllt und eingefroren werden.

Quitten für Gel und Maske

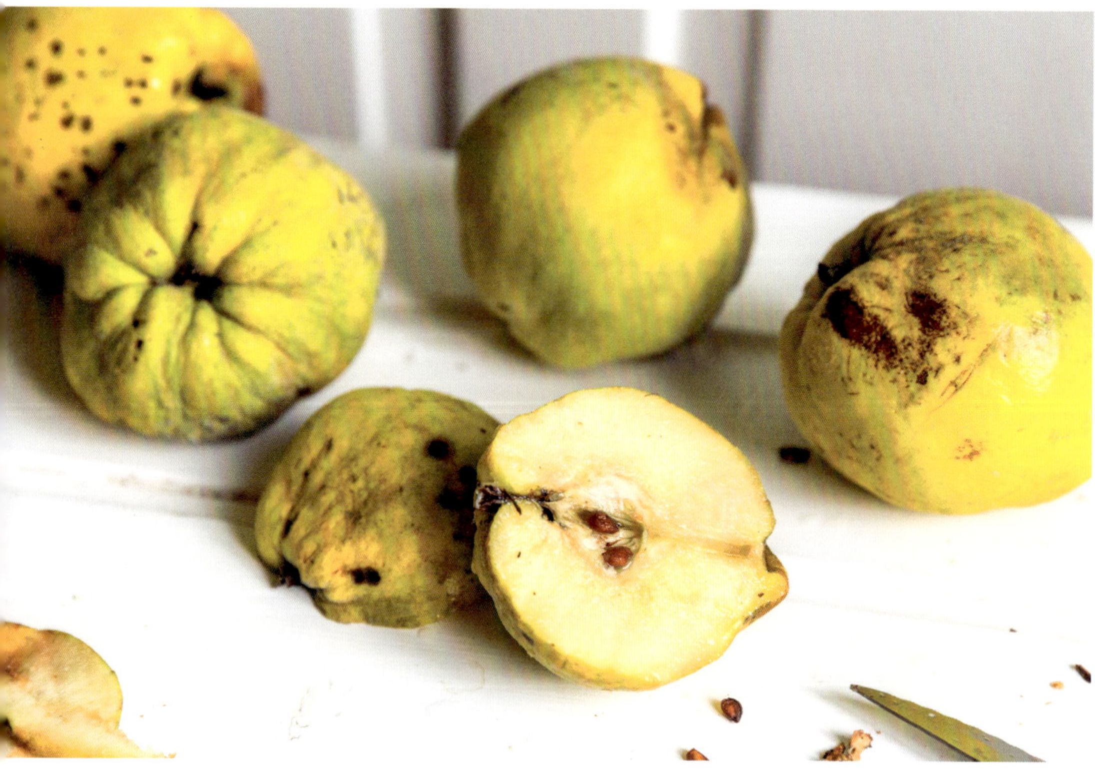

QUITTEN-MASKE

Die Quitte ist dank ihrer Inhaltsstoffe eine interessante Frucht für die Ernährung und für die Haut. Besonders die Schale enthält viele Stoffe, die für trockene und sensible Haut eine Wohltat sind. Darum kannst du hier die Schale der Quitte bewusst mitverwenden.

- 1 TL Quittenmus (Rezept siehe unten)
- ½ TL feine Haferflocken
- 1 TL Mandelöl

- Alle Zutaten in einer kleinen Schale vermischen.
- Die Masse auf das Gesicht auftragen und 10–20 Minuten einwirken lassen.
- Anschließend gut abspülen.

Quittenmus

Du brauchst dafür 1 kg ganze Quitten mit Schale und 600 g Wasser.

- Den Flaum der Quitte mit einem Tuch trocken abreiben.
- Die Quitte vierteln und das Kerngehäuse entfernen – die Kerne nicht wegwerfen, du kannst sie für andere Rezepte (Seiten 56, 66 und für das Rezept auf Seite 74 das restliche Quittenmus) verwenden.
- Das Fruchtfleisch mit Schale in kleine Stücke hacken.
- Mit dem Wasser in einen Topf geben, aufkochen und ungefähr 15 Minuten köcheln lassen, bis die Quitte weich ist.
- In einem hohen, schmalen Gefäß mit dem Pürierstab die Quitten pürieren.
- Für Peeling, Maske oder Handcreme nimmst du dir 1 TL davon ab.
- Den Rest noch heiß in saubere, heiß ausgespülte Gläser füllen und sofort verschließen.

So abgefüllt ist es mindesten 1 Jahr haltbar.

Das Quittenmus ist auch besonders lecker, allerdings recht sauer. Du kannst es mit braunem Zucker süßen und als Dessert, beispielsweise zu Quark oder Joghurt, genießen.

GESICHTSCREMES

Beim Selbstrühren kannst du gezielt auf deinen individuellen Hautzustand eingehen: Eine fettige Haut braucht andere Zutaten als eine trockene. Auch die Jahreszeit spielt eine Rolle: Im Winter braucht die Haut mehr Fett und weniger Wasser in der Creme. Im Sommer kommen Zutaten zum Einsatz, die sonnenverwöhnte Haut regenerieren.

Bestandteile

Eine klassische Gesichtscreme besteht aus zwei Phasen, einer **Fett-** und einer **Wasserphase**. Damit sich diese beiden Komponenten verbinden, müssen sie auf die gleiche Temperatur gebracht und anschließend zu einer Emulsion gerührt werden. Außerdem brauchst du einen sogenannten **Emulgator**. Das ist ein Stoff, der die Verbindung von Fett und Wasser unterstützt. Als natürlicher Emulgator haben sich Bienenwachs und Wollwachs, auch Wollfett oder Lanolin genannt, bewährt.

Als Fettphase nimmst du Kokosöl, Olivenöl, Avocadoöl oder sonstige kaltgepressten Pflanzenöle deiner Wahl.

Als Wasserphase eignen sich am besten Pflanzenhydrolate aus der Apotheke. Willst du dein eigenes Pflanzenwasser herstellen, geht das wunderbar mit dem italienischen Espressokocher. Das Rezept findest du auf Seite 30.

Die **Wirkstoffphase** ist die dritte Phase, die zum Schluss mit eingearbeitet werden kann. Wirkstoffe können zum Beispiel ätherische Öle, Sanddorn-Fruchtfleischöl, Obst- oder Gemüsemus oder Aloe-Vera-Frischgel sein.

Vorbereitung

Damit du ein perfektes Ergebnis bekommst, ist das genaue Abwiegen der Zutaten sehr wichtig. Alle Gerätschaften, also auch die Gefäße, müssen vor Beginn gereinigt und mit 70%igem Alkohol (Weingeist, Primasprit, Ethanol) desinfiziert werden. Durch die Wasserphase vermehren sich unliebsame Bakterien sehr schnell, diese können durch eine Desinfektion der Gerätschaften und sauberes Arbeiten minimiert werden. So halten sich die Cremes aus frischen Zutaten in einem verschlossenen Glas im Kühlschrank 3–4 Tage. In der Einführung auf Seite 22 gehe ich noch genauer auf das Thema Hygiene ein.

Das Rühren

Um die in den Rezepten angegebenen Kleinstmengen zu rühren, eignen sich wunderbar kleine Gläser, die erhitzt werden können, also kleine Marmeladengläser oder Weckgläser mit 50 ml Größe. Bei einer kleinen Menge Creme hat sich der kleine elektrische Milchaufschäumer bewährt. Alternativ kannst du auch mit einem Löffelstiel rühren, dann dauert die Rührzeit einfach länger.
In einem Gefäß wird die Fettphase der Creme, wie im Rezept beschrieben, vorsichtig erwärmt (meist im Wasserbad). In einem zweiten Gefäß bringst du die Wasserphase auf die gleiche Temperatur wie die Fettphase. Am besten misst du die Temperatur mit einem Thermometer. Sobald die beiden Phasen gleiche Temperatur haben, rührst du tröpfchenweise die Wasserphase in die Fettphase. Dabei musst du ständig rühren, um beide Phasen zu verbinden. Wie oben erwähnt, ist dabei ein Milchschaum-Mixquirl sehr hilfreich.
Wichtig! All diese Cremes kommen ohne Konservierungsstoffe aus, müssen allerdings im Kühlschrank lagern und in kurzer Zeit verbraucht oder eingefroren werden. Am besten verbrauchst du die ganze Menge innerhalb von 3–4 Tagen, indem du sie auch als Handcreme, Fußcreme oder Körpercreme verwendest. Oder du frierst kleine Portionen als Gesichtscreme ein, die du ab dem Tag nach dem Auftauen in 3 Tagen verbrauchen solltest. Danach können sich Bakterien oder Schimmelpilze in der Creme einnisten.

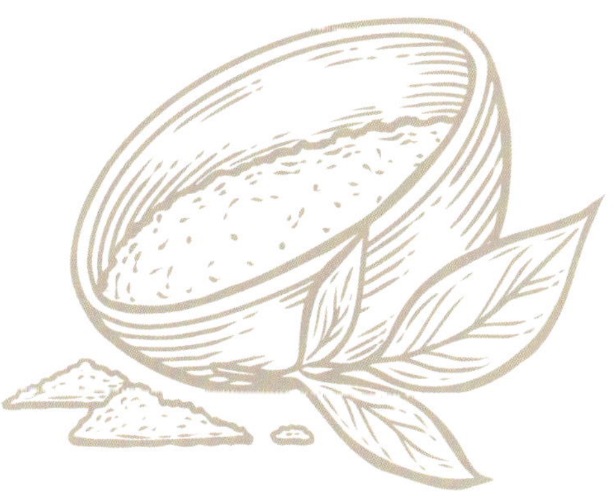

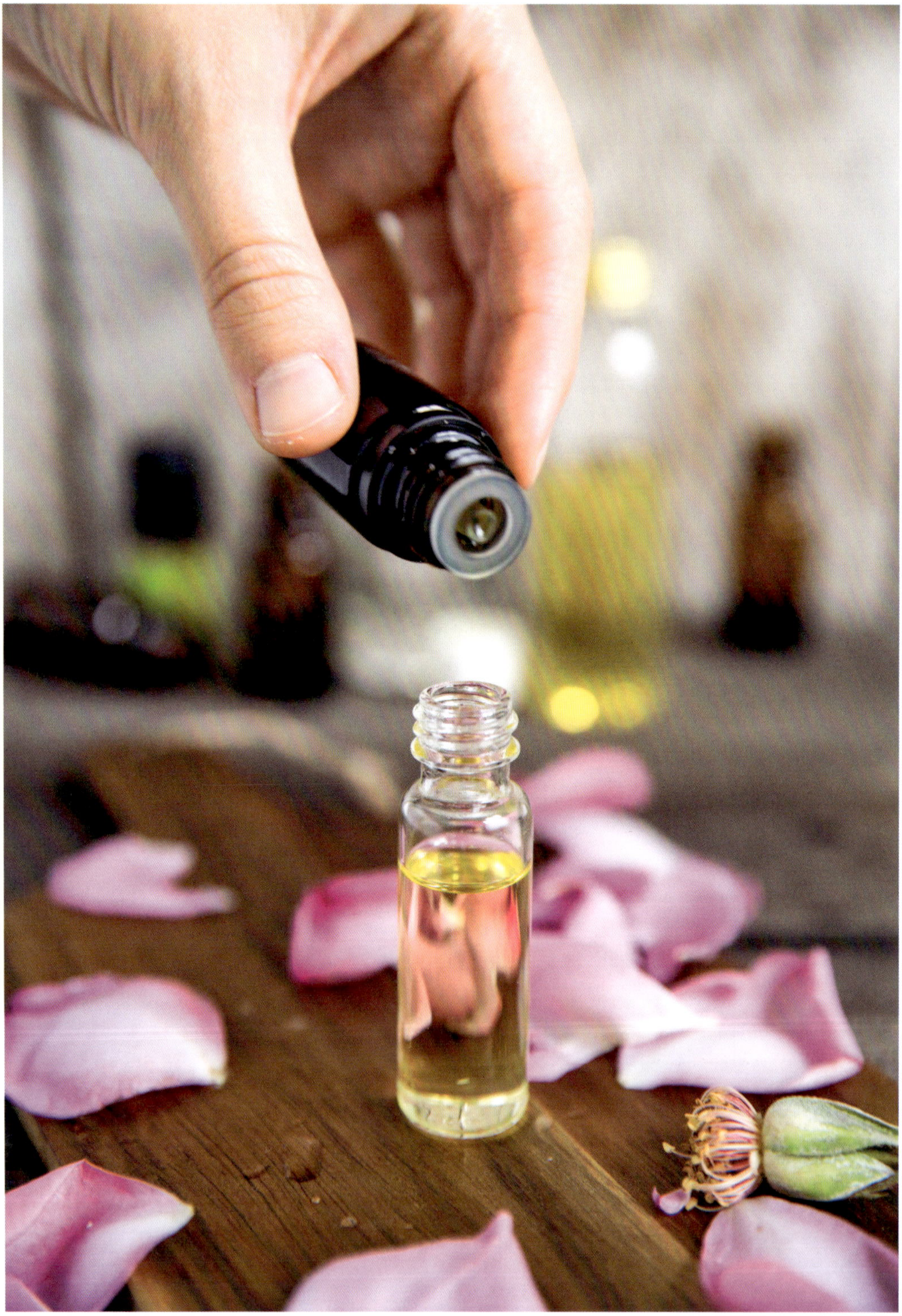

Luxus-Rosen-Gesichtscreme

LUXUS-ROSEN-GESICHTSCREME

Dies ist eine leichte, wohltuende Gesichtscreme für junge und eher unreine Haut. Rosenwasser enthält Gerbstoffe, Flavonoide und ätherische Öle, wodurch es antiseptisch und entzündungshemmend wirkt. Die Creme solltest du innerhalb von 5 Tagen verbrauchen. Verwende sie einfach auch für die Füße und Arme oder lass dir den Rücken damit eincremen.

- 2 g Bienenwachs
- 5 g Traubenkernöl
- 5 g Jojobaöl
- 5 g Rosenwasser
- 2 Tropfen reines ätherisches Rosenöl
- Schraubdeckelglas mit 20 ml Volumen

» Alle Gerätschaften reinigen, mit 70%igem Weingeist desinfizieren.
» Einen Topf etwa 2 cm hoch mit Wasser füllen, auf den Herd stellen.
» Das Bienenwachs abwiegen und in einem kleinen erhitzbaren Glas in den Topf mit Wasser stellen, bei 60 °C schmelzen lassen.
» Das abgewogene Traubenkernöl und Jojobaöl zum Bienenwachs geben, dabei ständig rühren.
» Das Rosenwasser in einem zweiten erhitzbaren Glas im Topf mit Wasser auf die gleiche Temperatur bringen (Thermometer).
» Das Rosenwasser tröpfchenweise zugeben, dann das reine ätherische Rosenöl in die Ölmischung tröpfeln und ständig mit einem Löffelstiel oder einem Milchaufschäumer zu einer homogenen Masse aufschlagen.
» In das gereinigte und desinfizierte Schraubdeckelglas abfüllen, erst nach dem Erkalten mit dem Deckel verschließen, damit sich die Emulsion nicht mehr trennt und um Bakterienbildung durch kondensiertes Wasser zu vermeiden.

Erst nach dem Erkalten bekommt die Creme eine schöne Konsistenz.
Die Rosen-Gesichtscreme ist etwa 5 Tage gekühlt haltbar.

Rosenwasser und Rosenhydrolat

Wie Rosenwasser hergestellt wird, ist auf Seite 33 zu finden. Anstatt Rosenwasser selbst herzustellen, kannst du Rosenhydrolat in der Apotheke kaufen. Das ist ein Nebenprodukt, nämlich das Kondenswasser aus der Wasserdampfdestillation, mit der ätherische Öle gewonnen werden. Achtung, es gibt Rosenhydrolat mit und ohne Alkohol (zur Konservierung) zu kaufen. Für dieses Rezept verwendest du am besten welches ohne Alkohol.

Jojobaöl

Jojobaöl stammt aus Mexiko, dem Amzonasgebiet und Kalifornien. Es ist ein flüssiges Wachs und kann innerlich nicht vom Körper verstoffwechselt werden, deshalb ist es nicht für die Ernährung geeignet. Für Haut und Haar ist es jedoch ein tolles pflegendes Pflanzenöl. Von den Ureinwohnern wurde es als Allheilmittel und als Schutz vor Sonneneinstrahlung verwendet. Jojobaöl wird aus den Samen eines immergrünen Strauchs aus der amerikanischen Sonora-Wüste gewonnen. Es ist sehr gut haltbar und lässt deine Gesichtscreme einige Tage länger leben.

KAROTTEN-GESICHTSCREME

- 2 g Bienenwachs
- 5 g Sheabutter
- 5 g Olivenöl
- 10 g Karottenmus
- Schraubdeckelglas mit 30 ml Volumen

Karottengemüse ist reich an Vitaminen und Mineralstoffen. Ich liebe es, pürierte Karotten in Kartoffelbrei oder Bratlingen zu verarbeiten. Es schmeckt gut und das darin enthaltene Betacarotin und Lycopin schützen Zellen und Haut von innen vor Austrocknung und schädigendem Lichteinfluss. Die Vitamine der Karotte sind fettlöslich, deshalb beim Dünsten immer einen Löffel Pflanzenöl dazugeben. Äußerlich angewendet können Karotten Ekzeme und Akne lindern. Was liegt da näher als beim Karottenkochen gleich an die Kosmetik zu denken. Du pürierst die Karotten, nimmst dir 10 g davon ab und rührst es in deine Creme.

» Alle Gerätschaften reinigen, mit 70%igem Weingeist desinfizieren.
» Bienenwachs in einem hitzebeständigen Glas abwiegen.
» In einen Topf mit Wasser stellen und bei 60 °C schmelzen.
» Sheabutter zum Bienenwachs geben und ebenfalls auflösen. Während des Schmelzens ständig umrühren.
» Das Glas aus dem Wasserbad nehmen. Olivenöl zur Sheabutter-Bienenwachs-Mischung geben und ständig rühren, sollte das Bienenwachs fest werden, nochmal in den Topf stellen und erwärmen.
» Den Karottenbrei in einem zweiten erhitzbaren Glas auf die gleiche Temperatur bringen wie die Sheabutter-Bienenwachs-Mischung. Dazu stellst du den Karottenbrei ebenfalls in einem kleinen hitzebeständigen Glas in den schon warmen Topf. Die Karotten langsam mit einem kleinen Löffelstiel in die Fettmischung einrühren. Noch besser funktioniert das mit dem Milchaufschäumer.
» So lange rühren bis eine Emulsion entstanden ist.
» Die Emulsion in ein desinfiziertes Schraubdeckelglas abfüllen und erkalten lassen, dann erst mit dem Schraubdeckel verschließen.

Die Karotten-Gesichtscreme hält im Kühlschrank maximal 5 Tage. Du kannst sie entweder in dieser Zeit aufbrauchen (auch z. B. für die Hände verwenden) oder sie in kleinen Gläsern einfrieren.

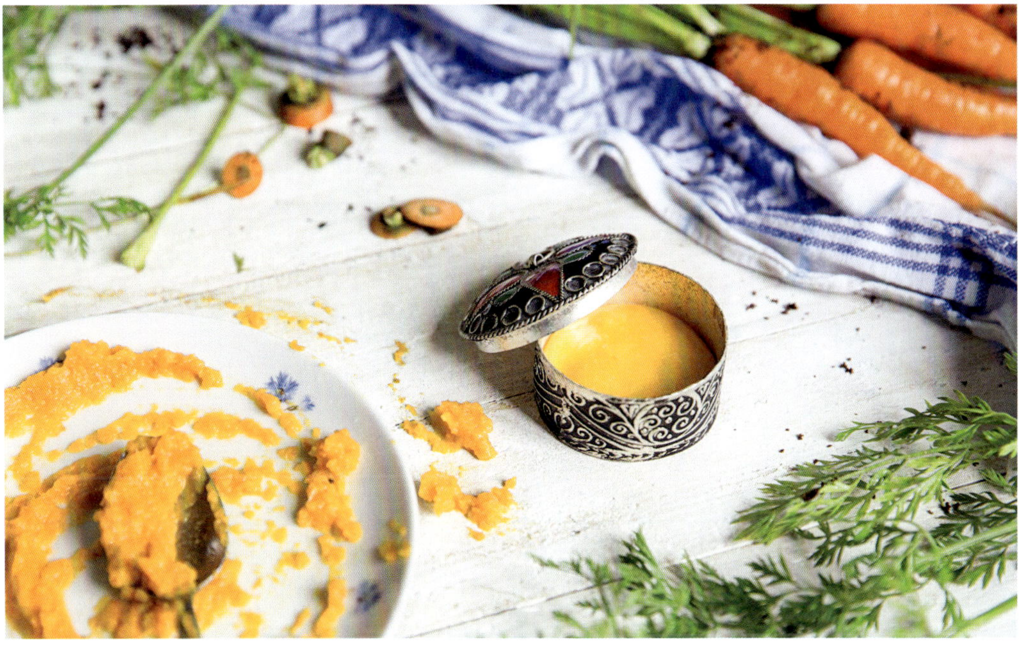

Karotten-Gesichtscreme

REICHHALTIGE APRIKOSENCREME

Die Aprikose ist in der Kosmetik eine attraktive Frucht: Sie sorgt für weiche, glatte Haut. Als Zusatz in der Gesichtscreme ist sie sogar für empfindliche Haut geeignet, sie gibt ihr Feuchtigkeit und Pflege.

- 5 g Sheabutter
- 10 g Kakaobutter
- 10 g Aprikosenmus (siehe Kasten unten)
- Schraubdeckelglas mit 30 ml Volumen

» Alle Gerätschaften reinigen, mit 70%igem Weingeist desinfizieren.
» Sheabutter und Kakaobutter zusammen im Wasserbad in einem hitzebeständigen Glas auflösen.
» Das Aprikosenmus ebenfalls im Wasserbad auf die gleiche Temperatur bringen wie Sheabutter und Kakaobutter (Thermometer).
» Die Gläser aus dem Wasserbad nehmen und das Aprikosenmus mit einem Löffelstiel unter die beiden anderen Komponenten rühren, bis die Creme wieder fest wird.
» Dann in das mit Weingeist ausgesprühte Schraubdeckelglas füllen.
» Die Creme auskühlen lassen, mit einem Deckel fest verschließen.

Die Aprikosencreme ist etwa 3 Tage im Kühlschrank haltbar.

Aprikosenmus selbst herzustellen ist keine große Kunst. Einfach 3–4 Aprikosen schälen, Steine entfernen, vierteln und mit etwa 50 ml Wasser 10 Minuten kochen. Sobald sie weich sind, mit dem Pürierstab zu Mus verarbeiten und 1 TL für die Gesichtscreme entnehmen.

GESICHTSCREME MIT ZIEGENMILCH

- 2 g Bienenwachs
- 10 g Sheabutter
- 5 g Kakaobutter
- 5 g Olivenöl
- 15 g Ziegenmilch, abgekocht
- 2 Schraubdeckelgläser mit 40 ml Volumen

Ziegenmilch ist bei empfindlicher, sensibler Haut ein reichhaltiger Schatz. Ihr Fettgehalt liegt bei durchschnittlich 3,9 % und sie ist deshalb bei sehr trockener und irritierter Haut empfehlenswert, besonders im Winter, wenn Heizungsluft die Haut strapaziert. Die Creme kannst du für die Hände und sogar für die Füße verwenden. Wenn du Ziegenmilch gern magst, wirst du diese Creme lieben.

- Alle Gerätschaften reinigen, mit 70%igem Weingeist desinfizieren.
- Bienenwachs im Wasserbad in einem hitzebeständigen Gläschen schmelzen, Herd abschalten. Sheabutter und Kakaobutter zum Bienenwachs geben und in der Restwärme auflösen.
- Olivenöl dazugeben.
- Das Glas aus dem Wasserbad nehmen.
- Erwärmte Ziegenmilch mit einem Löffelstiel tröpfchenweise unter die Fette rühren.
- In die desinfizierten Schraubdeckelgläser füllen.
- Nach dem Abkühlen der Creme die Gläschen mit dem Deckel verschließen. Übrige Gläser einfrieren.

Die Gesichtscreme ist etwa 2 Tage im Kühlschrank haltbar.

QUITTEN-GESICHTSCREME

- 10 g Sheabutter
- 2 g Bienenwachs
- 5 g Jojobaöl
- 10 g Quittenmus (Rezept siehe Seite 67)
- Schraubdeckelglas mit 30 ml Volumen

Die Schale der Quitte ist reich an ätherischen Ölen und Wachsen, die die Haut vor Austrocknung schützen und gleichzeitig pflegen. Die Quitten-Gesichtscreme ist daher gut für trockene, sensible Haut geeignet.

- Alle Gerätschaften reinigen, mit 70%igem Weingeist desinfizieren.
- Sheabutter und Bienenwachs in einem hitzebeständigen Glas im Wasserbad schmelzen.
- Dann das Gläschen aus dem Wasserbad nehmen.
- Jojobaöl zum Bienenwachs und zur Sheabutter geben.
- Das Quittenmus ebenfalls im Wasserbad auf die gleiche Temperatur wie das Fett-Öl-Bienenwachs-Gemisch bringen (Thermometer).
- Das Quittenmus unter Rühren in das Öl tröpfeln lassen.
- In das desinfizierte Schraubdeckelglas abfüllen.
- Die Quittencreme abkühlen lassen, dann erst mit dem Schraubdeckel verschließen.

Im Kühlschrank ist die Creme 3 Tage haltbar. Am besten, du frierst sie in kleinen Mengen ein oder brauchst sie als Körpercreme schnell auf.

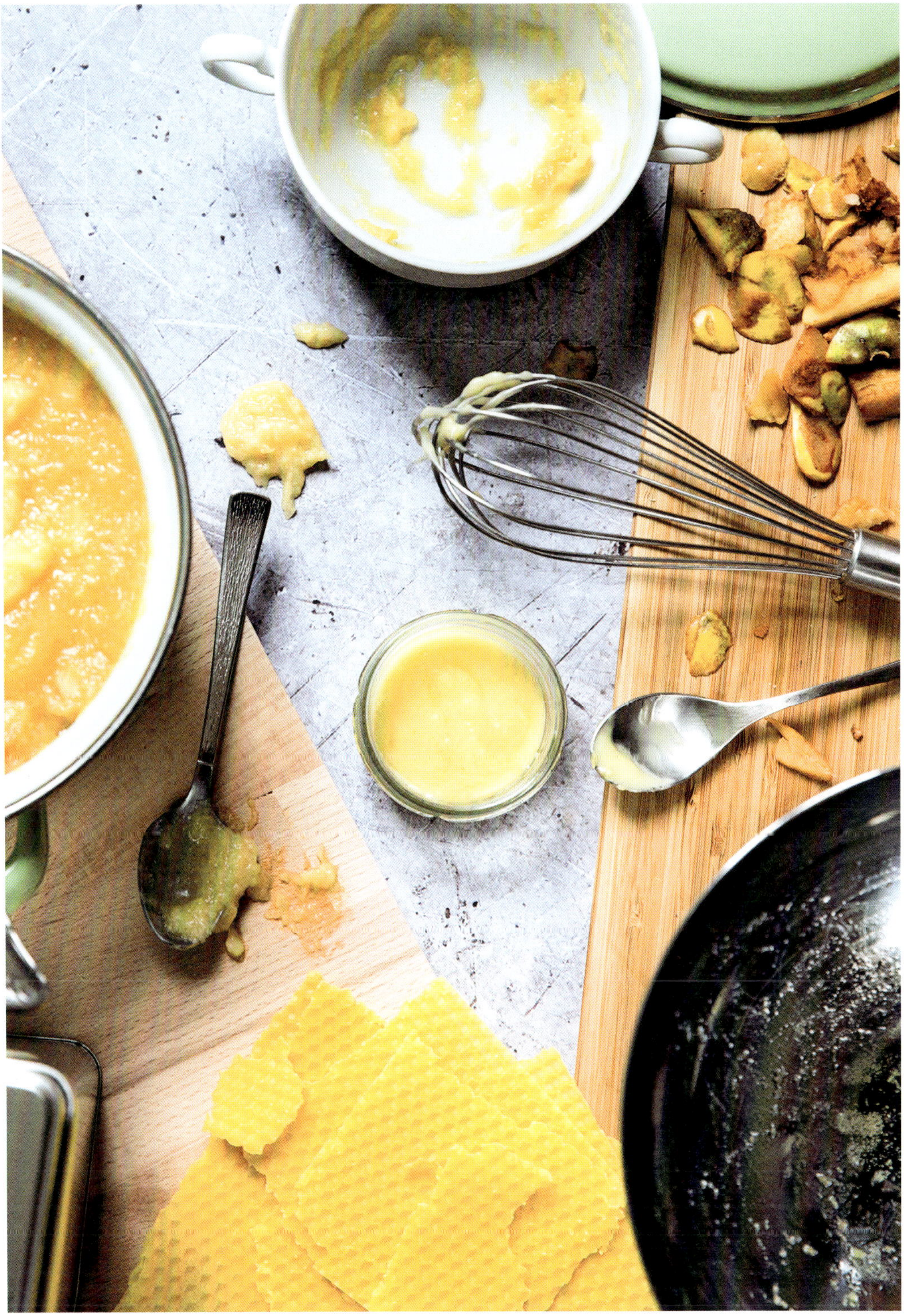

Quitten-Gesichtscreme

TOMATEN-SOLE-GESICHTSCREME

- 2 g Bienenwachs
- 10 g Kakaobutter
- 2 g Tomatenmark (selbst hergestellt, Seite 50, oder aus dem Bioladen)
- 5 g Jojobaöl
- 10 g Natur-Sole (selbst hergestellte Sole siehe Kasten unten)
- 1 Tropfen reines ätherisches Rosmarinöl
- Schraubdeckelglas mit 30 ml Volumen

Der Ausdruck Sole bezeichnet sowohl Kochsalz-Lösungen, aus denen in Salinen, Salzbergwerken oder am Meer Salz gewonnen wurde, wie auch natürliche Salz-Lösungen, die in Thermal-Sole-Quellen vorkommen, sogenannte Natur-Sole. Sole ist bei fettender, zu Unreinheiten neigender Haut empfehlenswert. Weil die Creme hautregenerierend ist, kannst du sie auch bei gereizter Haut ausprobieren. Wenn du offene Stellen auf der Haut hast, brennt sie jedoch leicht. Tomatenmark ist reich an Lycopin, das für sonnengestresste Haut wohltuend ist. Bei Sonnenbrand solltest du zuerst die Haut mit dem Frischgel eines Aloe-Vera-Blattes (siehe Seite 35) abtupfen und anschließend die Tomaten-Sole-Gesichtscreme auftragen.

» Alle Gerätschaften reinigen, mit 70%igem Weingeist desinfizieren.
» Bienenwachs und Kakaobutter in einem hitzebeständigen Glas im Wasserbad sanft erwärmen, bis beide flüssig sind.
» Aus dem Wasserbad nehmen und auf 35 °C herunterkühlen lassen.
» Tomatenmark und Jojobaöl dazurühren.
» Die Sole ebenfalls im Wasserbad in einem hitzebeständigen Glas auf die gleiche Temperatur bringen, wie die Fett-Öl-Mischung (Thermometer).
» Die Sole tröpfchenweise unter Rühren zur Fett-Öl-Mischung geben.
» Das Rosmarinöl dazugeben und gut verrühren.
» In ein kleines desinfiziertes Schraubdeckelglas füllen.
» Vollständig abkühlen lassen, dann mit dem Deckel verschließen.

Man kann die Creme nach der Zubereitung auch in zwei kleine Gläser füllen und eines davon einfrieren. Nach dem Auftauen kann die Creme inhomogen sein, man muss sie dann noch einmal mit einem Löffelstiel gut umrühren. Die Qualität wird dadurch nicht gemindert.
Die Gesichtscreme immer frisch zubereiten, sie ist bei Zimmertemperatur maximal 2 Tage haltbar.

Sole herstellen

Sole ist ein Gemisch aus Salz und Wasser. Natur-Sole (aus Quellen) ist reich an Spurenelementen und Mineralstoffen. Wer keine reine Sole zur Hand hat, kann sich eine 1%ige Sole selbst herstellen, die für diese Creme ausreichend ist. Für 1%ige Solelösung 2,5 g Steinsalz in ¼ Liter abgekochtem heißem Wasser auflösen. Den Rest der Sole kannst du fürs Badewasser verwenden oder für den nächsten Rührvorgang einfrieren.

AFTER-SUN-GESICHTSCREME

Diese Creme hat sich nach längerem Sonnenbaden bewährt. Sie gibt der Haut Feuchtigkeit zurück und hilft ihr, sich schnell zu erholen. Für meine ganze Familie der absolute Favorit unter den Gesichtscremes.

- 2 g Bienenwachs
- 10 g Sheabutter
- 3 g Avocadoöl
- 10 g Lavendelhydrolat
- 1 Tropfen Sanddorn-Fruchtfleischöl
- 2 g Aloe-Vera-Frischgel (Seite 35)
- 2 Tropfen reines ätherisches Pfefferminzöl
- Schraubdeckelglas mit 30 ml Volumen (oder zwei kleinere Gläschen)

» Alle Gerätschaften reinigen, mit 70%igem Weingeist desinfizieren.

» Das Bienenwachs und die Sheabutter in einem hitzebeständigen Glas im Wasserbad schmelzen.

» Das Avocadoöl zum Bienenwachs und zur Sheabutter geben.

» Das Lavendelhydrolat in einem hitzebeständigen Glas im separaten Wasserbad auf die gleiche Temperatur bringen wie das Fettgemisch (Thermometer).

» Sobald beide Gefäße 30 °C erreicht haben, das Lavendelhydrolat tröpfchenweise mit einem Löffelstiel in die Fettphase einrühren.

» Das Glas aus dem Wasserbad nehmen.

» Sanddorn-Fruchtfleischöl, Aloe-Vera-Frischgel und das Pfefferminzöl als Duft ganz zum Schluss in die abgekühlte, aber noch flüssige Mischung einarbeiten.

» Während des Abkühlens immer weiter rühren, um ein Trennen zu vermeiden.

» In ein desinfiziertes Schraubdeckelglas (oder mehrere Gläschen) füllen.

» Creme vollständig erkalten lassen, dann erst mit dem Deckel fest verschließen, um ein Trennen zu vermeiden.

Im Kühlschrank ist die Creme 1 Woche haltbar. Man kann sie auch in kleineren Mengen abfüllen und ein Gläschen davon einfrieren.

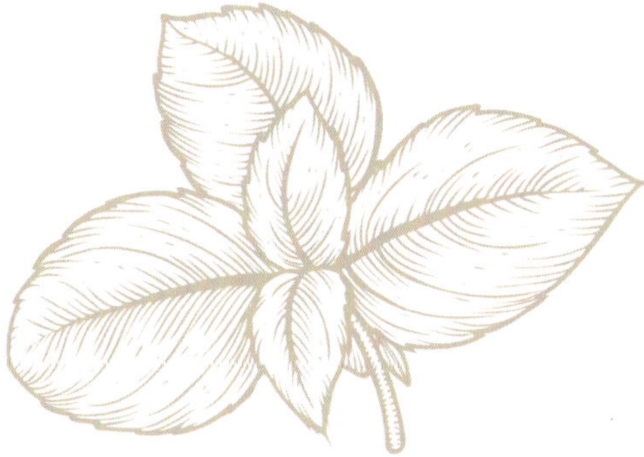

SHEABUTTER FÜR SCHNELLE GESICHTSCREMES

Sheabutter, auch Karité genannt, stammt aus Afrika. Sie wird aus den Nüssen des Sheabaumes gewonnen. Naturreine Karité hat mitunter durch die traditionelle Herstellung über offenem Feuer einen leicht rauchigen Duft. Mit ihren hautpflegenden und feuchtigkeitsspendenden Inhaltsstoffen zieht sie gut in die Haut ein. Das enthaltene Provitamin A unterstützt die Widerstandsfähigkeit der Haut. Zudem hilft sie sonnengestresster Haut, schnell zu regenerieren. Trockene und beanspruchte Haut macht sie geschmeidig, bei empfindlicher Haut wirkt sie beruhigend. Ideal geeignet ist sie für Gesicht, Körper, Hände, Füße, Kopfhaut und sogar Haare.
Folgende Rezepte kannst du schnell und unproblematisch rühren. Die Basis ist Sheabutter, die bei Zimmertemperatur mit einem Biopflanzenöl zur Sheasahne aufgeschlagen wird. Reine Sheabutter ist bei Raumtemperatur fest, kann im Sommer aber auch recht weich sein. Um sie naturrein zu verwenden, erwärme ich sie in der Handinnenseite, dann wird sie streichfähig. Aufgeschlagen mit Pflanzenölen bekommt sie die Konsistenz einer Sahne. Sheasahne ist mindestens 1 Jahr haltbar. Mit abgekochtem Obst- oder Gemüsemus aus der Saison kannst du Wirkstoffe einarbeiten, dann jedoch ist die Sahne nur noch 3 Tage haltbar. Alternativ kannst du auch Sanddorn-Fruchtfleischöl, Aloe-Vera-Frischgel und reines ätherisches Öl dazugeben.

EINFACHE SHEASAHNE

Sheasahne ist fluffig, cremig und leichter aufzutragen als Sheabutter. Sie ist für Gesicht, Körper, Hände und Füße ein tolles Pflegeprodukt.

- 30 g Sheabutter, zimmerwarm
- 30 g Olivenöl

» Alle Gerätschaften reinigen, mit 70%igem Weingeist desinfizieren.
» Die Sheabutter mit einem elektrischen Handrührgerät in einer Rührschüssel wie Sahne aufschlagen.
» Je nach Raumtemperatur kann die Sheabutter noch zu weich sein für Sheasahne, dann für 30 Minuten in den Kühlschrank stellen.
» Hat die Sheabutter eine optimal sahnig aufgeschlagene Konsistenz, das Olivenöl langsam dazugeben und mit dem Rührgerät weiterschlagen, bis sich die beiden Komponenten verbunden haben und die Sheasahne schön fluffig ist.

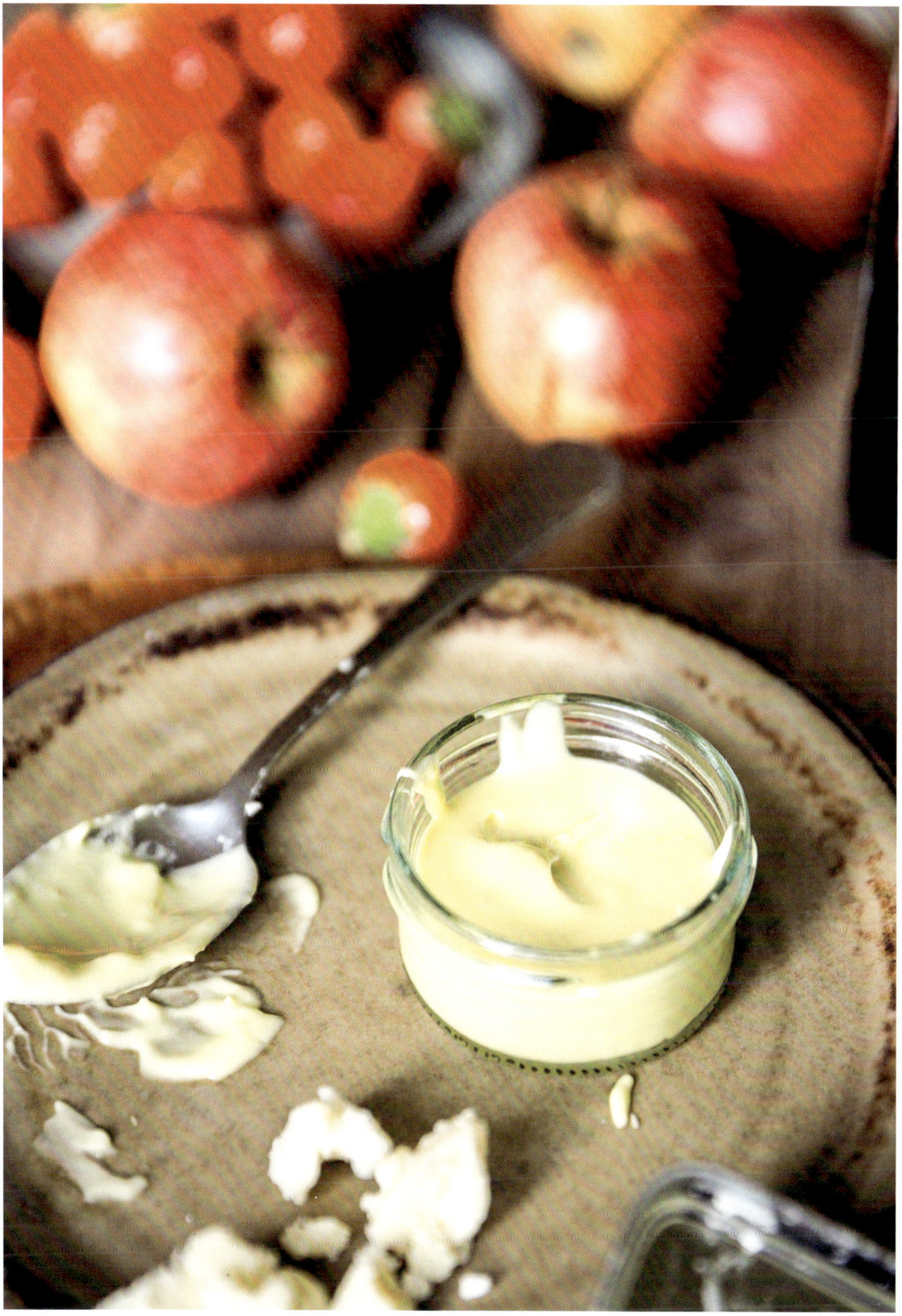

Weiche Sheabutter

APFEL-GESICHTSCREME

30 g Sheabutter

20 g Olivenöl

20 g Apfelmus

4 Schraubdeckelgläser mit 20 ml Volumen

Die Apfel-Gesichtscreme ist für junge Haut ideal. Die Äpfel spenden Feuchtigkeit und Vitamine, die Fruchtsäure belebt die Haut. Es ist eine leichte Creme für jeden Tag. Falls du das Apfelmus nicht selbst herstellen möchtest, kannst du welches ohne Zuckerzusatz im Bioladen kaufen.

- Alle Gerätschaften reinigen, mit 70%igem Weingeist desinfizieren.
- Sheabutter und Olivenöl mit einem elektrischen Handrührgerät oder mit dem Schneebesen in einer Rührschüssel zu Sheasahne schlagen (siehe Rezept „Einfache Sheasahne“, Seite 78).
- Das Apfelmus zu den beiden Zutaten geben und verrühren, bis eine einheitliche Masse entsteht.
- In Schraubdeckelgläser mit 20 ml Volumen abfüllen und einige davon einfrieren.

Die Creme ist im Kühlschrank nur 3 Tage haltbar, du kannst sie aber auch für den ganzen Körper verwenden und dadurch schneller aufbrauchen.

Apfelmus

Das Rezept ist für 1 kg Äpfel gedacht.

- Die Äpfel vierteln und die Kerne entfernen.
- Dann Wasser in einen Topf geben, so dass der Topfboden leicht bedeckt ist.
- Die Apfelviertel in den Topf geben.
- 10 Minuten köcheln lassen, dabei den Deckel auf dem Topf lassen.
- Mit dem Pürierstab in einem hohen, schmalen Gefäß pürieren.
- Sobald das gekochte Mus kalt geworden ist, für die Gesichtscreme 1 TL abnehmen.

Apfelmus schmeckt lecker zu Pfannkuchen, Grießbrei oder im Müsli. Am besten bereitest du es mit alten Apfelsorten (siehe Seite 51) und Zutaten aus kontrolliert biologischem Anbau zu.

ERDBEER-SHEASAHNE

Erdbeeren schützen und pflegen die Haut. Dafür sind sie schon seit Hunderten von Jahren bekannt und schon vor Urzeiten waren sie ein Schönheitsmittel für die Haut. Die Erdbeer-Sheasahne kannst du für den ganzen Körper verwenden.

- 20 g Sheabutter
- 10 g rohes Erdbeermus (siehe Kasten bei Rezept „Erdbeer-Peeling“, Seite 52)
- 2 Schraubdeckelgläser mit 20 ml Volumen

» Alle Gerätschaften reinigen, mit 70%igem Weingeist desinfizieren.
» Zimmerwarme Sheabutter mit dem elektrischen Handrührgerät oder mit einem Schneebesen in einer Rührschüssel aufschlagen.
» Vom Erdbeermus 10 g unter die Sheasahne rühren.
» In die Schraubdeckelgläser abfüllen, eines davon einfrieren.

Die Creme ist im Kühlschrank nur 3 Tage haltbar.

Die Erdbeer-Sheasahne kann sich mit der Zeit leicht ins Gräuliche verfärben, denn die Farbe der Erdbeeren verändert sich durch Licht- und Sauerstoffeinwirkung. Das ist ein natürlicher Prozess und innerhalb der angegebenen Haltbarkeit kein Qualitätsverlust.

SANDDORN-FRUCHTFLEISCHÖL-GESICHTSCREME

Sanddorn wird in der Kosmetik häufig verwendet. Mit seinem hohen Vitamingehalt, seinen Antioxidantien, Fettsäuren, Mineralstoffen und Spurenelementen hilft er der Haut sichtbar, sich zu regenerieren und gesund zu bleiben. Das Sanddorn-Fruchtfleischöl ist wohltuend bei Sonnenbrand sowie gestresster und strapazierter Haut. Es pflegt die Haut und strafft sie. Die Creme ist eine schnelle After-Sun-Variante. Du kannst sie noch mit reinem ätherischen Lavendelöl beduften, um irritierte Haut zusätzlich zu beruhigen.

- 30 g Sheabutter
- 10 g Jojobaöl
- 3 Tropfen Sanddorn-Fruchtfleischöl
- 5 g Aloe-Vera-Frischgel (Seite 35)
- 5 Schraubdeckelgläser mit 10 ml Volumen

» Alle Gerätschaften reinigen, mit 70%igem Weingeist desinfizieren.
» Die zimmerwarme Sheabutter mit dem elektrischen Handrührgerät oder mit dem Schneebesen zur Sheasahne aufschlagen (siehe Seite 78).
» Die anderen Zutaten dazugeben.
» Alles gut verrühren, in Schraubdeckelgläschen abfüllen und verschließen.

Im Kühlschrank ist diese Gesichtscreme 15 Tage haltbar. Du kannst sie für den Körper verwenden oder in kleinen Mengen einfrieren.

KAROTTEN-GESICHTSCREME

30 g Sheabutter
10 g Karottenmus (siehe Seite 49)
2 Schraubdeckelgläser mit 20 ml Volumen

Besonders wenn die Haut strapaziert ist, spendet diese Gesichtscreme schnell Feuchtigkeit und Fett.

- Alle Gerätschaften reinigen, mit 70%igem Weingeist desinfizieren.
- Zimmerwarme Sheabutter mit dem elektrischen Handrührgerät oder mit dem Schneebesen in einer Rührschüssel aufschlagen.
- Das Karottenmus zur Sheabutter geben und gut untermixen.
- In Schraubdeckelgläser abfüllen und verschließen.

Die Creme ist im Kühlschrank nur 3 Tage haltbar. Du kannst sie auch für den ganzen Körper verwenden oder in kleinen Mengen einfrieren.

ALOE-VERA-GESICHTSCREME

40 g Sheabutter
10 g Jojobaöl
20 g Aloe-Vera-Frischgel (siehe Seite 35; alternativ Frischsaft)
4 Schraubdeckelgläser mit 20 ml Volumen

Aloe Vera spendet der Haut Feuchtigkeit. Durch ihre komplexen Inhaltsstoffe, die vielen verschiedenen Enzyme, Aminosäuren, Bitterstoffe, Vitamine, Mineralstoffe und die Salicylsäure ist sie empfehlenswert bei Verbrennungen und Sonnenbrand, bei fettiger, zu Unreinheiten neigender Haut oder bei Insektenstichen.

- Alle Gerätschaften reinigen, mit 70%igem Weingeist desinfizieren.
- Zimmerwarme Sheabutter mit dem elektrischen Handrührgerät oder mit dem Schneebeesen in einer Rührschüssel aufschlagen.
- Jojobaöl und Aloe-Vera-Frischgel dazugeben und weiterrühren.
- In Schraubdeckelgläser abfüllen und verschließen.

Die Creme ist im Kühlschrank 3 Tage haltbar. Du kannst sie auch für den ganzen Körper verwenden oder in kleinen Mengen einfrieren.

RASIERCREME – NICHT NUR FÜR MÄNNER

Viele Männer klagen über empfindliche Gesichtshaut. In diesem Fall sollte man sich mal überlegen, was in Rasierschaum oder der Rasiercreme alles enthalten ist. Trockenrasieren ist bei empfindlicher Gesichtshaut auch nicht unbedingt förderlich, denn durch die Rasur kann die Haut leicht geschädigt werden, wodurch unschöne kleine Entzündungen hervorgerufen werden. Die folgenden selbst gerührten Rasiercremes sorgen dafür, dass die Haut sich gepflegt anfühlt und gut für die Rasur vorbereitet ist.

HONIG-RASIERCREME

Eine reichhaltige Rasiercreme, die während der Rasur die Haut pflegt. Entnimm am besten nur kleine Mengen und trage den Schaum mit einem Rasierpinsel aus Naturhaaren auf. Nach der Rasur fühlt sich die Haut weich und geschmeidig an.

- 10 g Naturseife
- 5 g Sheabutter
- 5 g Olivenöl
- 2 g Honig
- abgekochtes Wasser
- 5 Tropfen reines ätherisches Öl (z. B. Zirbelkiefernöl)
- 1 Schraubdeckelglas mit einer etwas größeren Öffnung, um mit dem Rasierpinsel an den Schaum zu gelangen

» Alle Gerätschaften reinigen, mit 70%igem Weingeist desinfizieren.

» Die Naturseife mit einer Küchenreibe auf einem Teller zu feinen Seifenflocken reiben.

» Seifenflocken, zimmerwarme Sheabutter, Olivenöl und Honig in eine Rührschüssel geben.

» 10 g des abgekochten Wassers und bei Bedarf das ätherische Öl als Duft dazugeben und mit dem elektrischen Handrührgerät oder mit einem Schneebesen schaumig schlagen.

» In ein Glas füllen und mit dem Deckel verschließen.

Diese Rasiercreme ist mindestens 10 Tage haltbar.

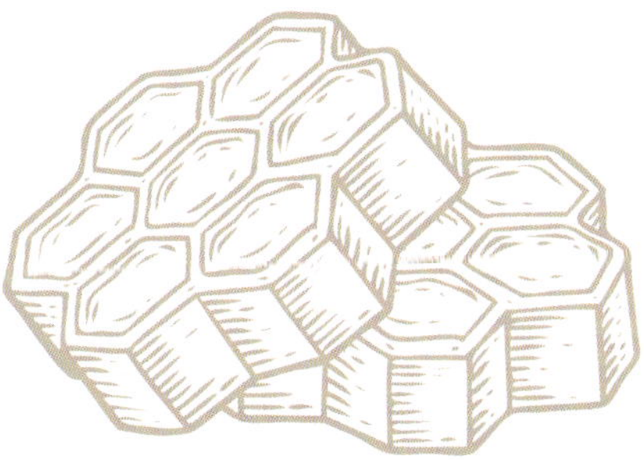

ALOE-VERA-RASIERCREME

Dieses Rezept gibt einen sehr dichten Schaum, der sich gut auftragen lässt und nach der Rasur eine weiche Haut hinterlässt. Aloe Vera und Sheabutter als Duo sind besonders bei sensibler Haut empfehlenswert und sehr pflegend.

- Wasser
- 20 g Naturseife
- 10 g Aloe-Vera-Frischgel (Seite 35)
- 8 g Sheabutter
- 25 g Kokosöl
- 15 g Jojobaöl
- 10 Tropfen reines ätherisches Zirbelkiefernöl
- 2 Schraubdeckelgläser mit 50 ml Volumen

» Alle Gerätschaften reinigen, mit 70%igem Weingeist desinfizieren.
» Wasser 5 Minuten sprudelnd kochen und dann abkühlen lassen. Davon 10 g in einem Becherchen abnehmen.
» Naturseife mit einer Küchenreibe in eine Rührschüssel hinein zu feinen Seifenflocken reiben.
» Aloe-Vera-Frischgel, zimmerwarme Sheabutter, zimmerwarmes Kokosöl und Jojobaöl über die Seifenflocken geben.
» Dann das abgekochte Wasser und bei Bedarf das Zirbelkiefernöl hinzufügen.
» Mit dem elektrischen Handrührgerät oder Schneebesen so lange rühren, bis eine schöne Schaummasse entstanden ist.
» In einem Glas mit Schraubverschluss aufbewahren.

Die Rasiercreme ist im Kühlschrank nur 10 Tage haltbar. Sie kann aber in kleinen Mengen eingefroren werden.

Der Schaum fällt nach ein paar Tagen zusammen, aber du kannst ihn mit dem Rasierpinsel vor jeder Anwendung wieder aufschlagen.

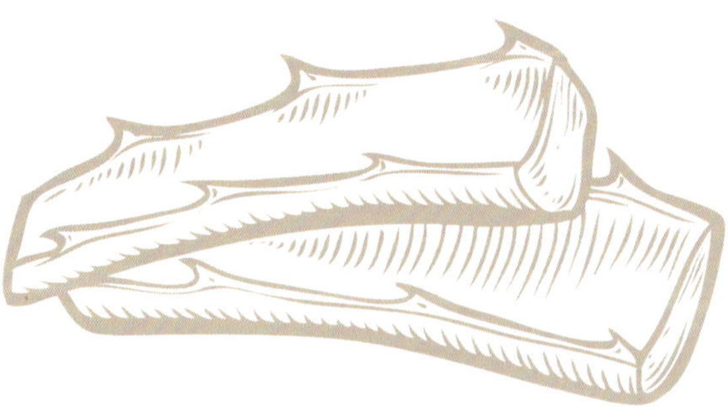

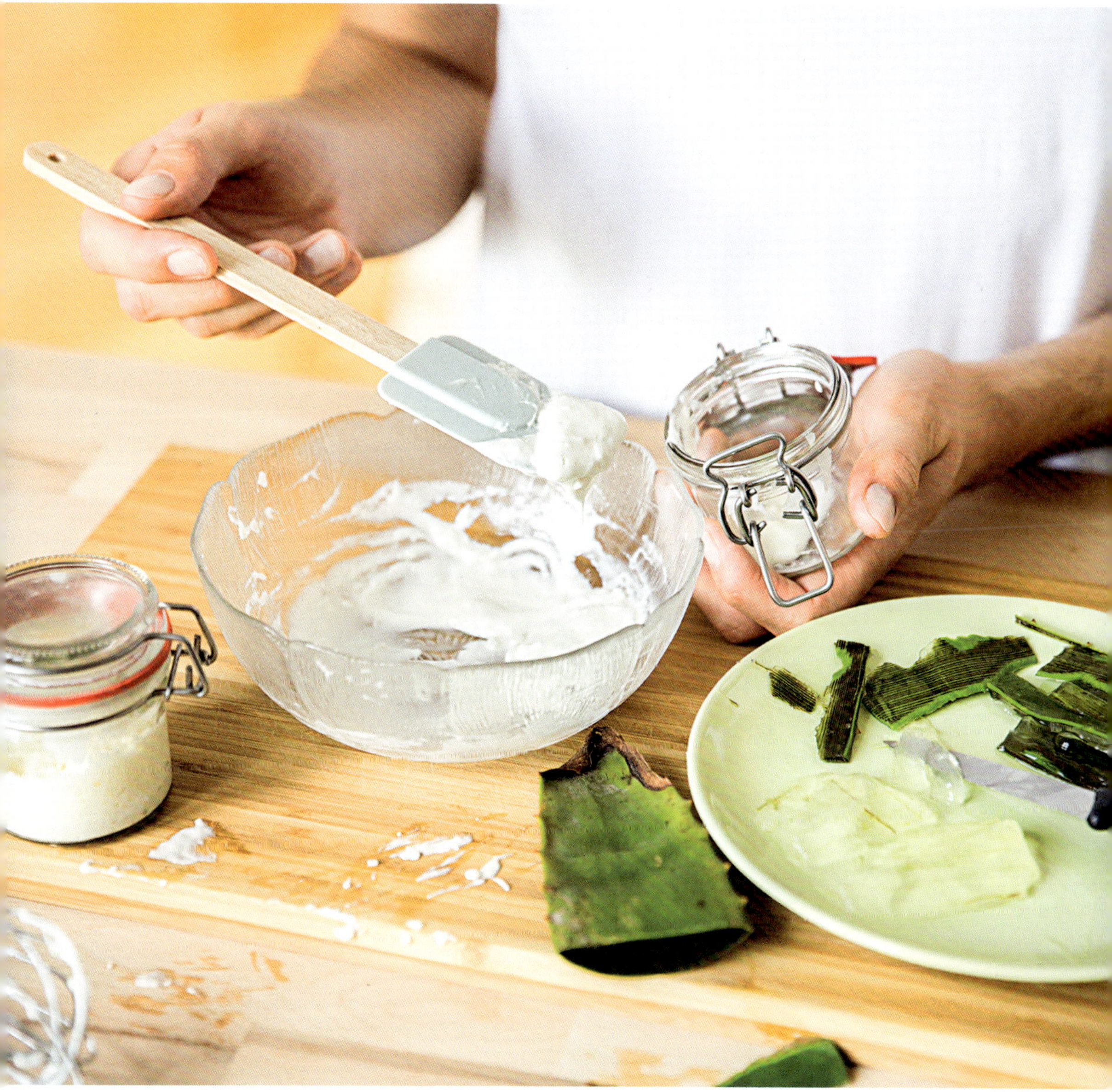

Aloe-Vera-Rasiercreme

PFLEGE FÜR DIE HÄNDE

Am schlimmsten ist die kalte Jahreszeit für unsere Hände. Die trockene Heizungsluft setzt der Haut massiv zu. Menschen in Berufen, bei denen die Haut der Hände beansprucht werden, sind sehr oft auf der Suche nach pflegenden Alternativen für ihre Hände. Aggressive Reinigungs- und Desinfektionsmittel, Flüssigseifen, Duschgels und scharfe Spülmittel tragen dazu bei, die Haut noch mehr auszutrocknen. Ständiges Eincremen ist vorprogrammiert. Doch auch bei Handcremes solltest du auf die Inhaltsstoffe achten. Es gibt zwar eine Vielzahl an Produkten, aber trotzdem ist es schwierig eine passende Creme zu finden, die schnell einzieht. Hier findest du einige Alternativen für die Pflege beanspruchter Hände.

PEELINGS UND CREMES

Du kannst mit Naturprodukten sowohl bei der Reinigung als auch bei der Pflege deiner Hände viel Gutes für dich und die Umwelt tun. Pflegende Kuren (siehe vordere Klappe dieses Buches) und Peelings sind eine Wohltat für die beanspruchte Haut und mit den richtigen Zutaten wird eine Handcreme zum wahren Wohlfühlerlebnis.

KAFFEE-PEELING (ANTI-GERUCH)

1 TL Olivenöl
1 TL Kaffeepulver

Kaffee ist ein optimaler Geruchsneutralisierer nach dem Kochen. Das Peeling vertreibt Küchengerüche wie Knoblauch, Zwiebeln und Fisch von den Händen und selbst für Raucher ist es hilfreich: Zigarettenduft verflüchtigt sich nach dem Händewaschen mit Kaffee-Peeling.

» Olivenöl und Kaffeepulver einige Zeit in den Händen verreiben.
» Anschließend mit warmem Wasser abspülen.

Das Peeling ist zum sofortigen Gebrauch bestimmt. Sollte von dem Peeling etwas übrig bleiben, kann es etwa 14 Tage aufbewahrt werden.

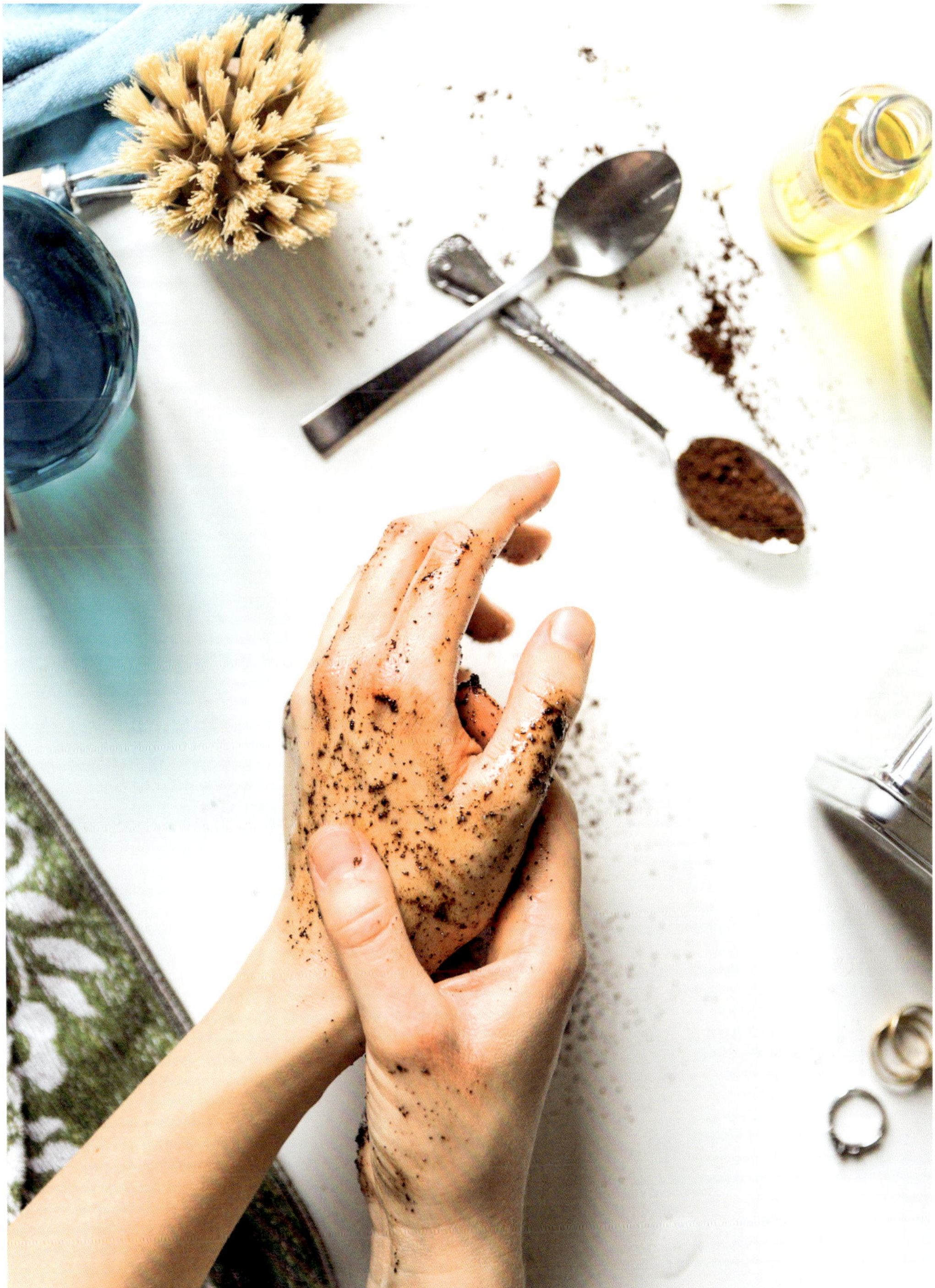

Kaffee-Peeling

SALZ-PEELING – DER KLASSIKER FÜR TROCKENE HÄNDE

- 1 TL Olivenöl
- 1 TL feines Salz

Das feine Salz reinigt durch den Peelingeffekt die Haut, desinfiziert sie und hilft ihr, sich zu regenerieren. Die Hände werden dadurch schön geschmeidig.

» Olivenöl und Salz in einer kleinen Glasschale verrühren.
» Die Hände damit einreiben.
» Etwa 3–5 Minuten einziehen lassen.
» Mit warmem Wasser abspülen.

Das Peeling ist zum sofortigen Gebrauch bestimmt.

SHEASAHNE MIT ORANGENDUFT

- 50 g Sheabutter
- 10 g Rapsöl
- 5 Tropfen reines ätherisches Blutorangenöl
- 1 Schraubdeckelglas mit 100 ml Volumen

Deine Hände werden die Sheasahne mit dem herrlich sahnigen Orangenduft lieben. Sie zieht schnell ein und rissige Hände gehören bald der Vergangenheit an. Das ätherische Blutorangenöl kannst du durch jedes andere ätherische Öl nach deinem Geschmack ersetzen.

» Alle Gerätschaften reinigen, mit 70%igem Weingeist desinfizieren.
» Mit dem elektrischen Handrührgerät oder dem Schneebesen die zimmerwarme Sheabutter in einer Rührschüssel steif schlagen.
» Tröpfchenweise das Rapsöl dazurühren.
» Nach Belieben mit Blutorangenöl beduften.
» In ein Schraubdeckelglas abfüllen.
» Die Sheasahne auf die Hände auftragen und einziehen lassen.

Die Sheasahne mit Orangenduft ist 1 Jahr lang haltbar.

KÜRBIS-HANDCREME

Diese Handcreme mit Kürbismus stärkt die Hornschicht der Haut, also die äußerste Schutzschicht unseres Körpers. Sie zieht gut ein und ist für empfindliche, reife und sensible Haut geeignet. Für das Kürbismus kannst du etwas Kürbis, geschält und entkernt, etwa 10 Minuten weich kochen oder noch besser, beim Kürbissuppe zubereiten vor dem Würzen einen weich gekochten Kürbiswürfel herausfischen und für die Handcreme verwenden.

- 50 g Sheabutter
- 10 g Rapsöl
- 1 TL Kürbismus
- 4 Schraubdeckelgläschen mit 20 ml Volumen

- Alle Gerätschaften reinigen, mit 70%igem Weingeist desinfizieren.
- Mit dem elektrischen Handrührgerät oder dem Schneebesen die Sheabutter in einer Rührschüssel zu einer sahnigen Masse schlagen.
- Tröpfchenweise das Rapsöl dazurühren.
- 1 TL Kürbismus unterrühren.
- Die Creme in Schraubdeckelgläschen abfüllen und verschließen.

Die Creme ist 3 Tage haltbar. Du kannst sie in kleinen Gläschen einfrieren und je nach Bedarf auftauen.

Alternativ kannst du die Handcreme auch mit Quitten- oder Apfelmus rühren.

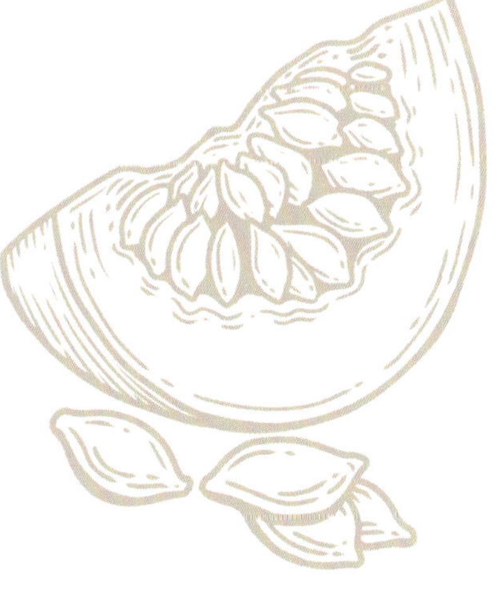

RINGELBLUMEN-JOJOBA-HONIG-HANDCREME

10 g Ringelblumenblüten, getrocknet
150 ml Wasser
2 g Bienenwachs
5 g Honig
6 g Kakaobutter
6 g Kokosöl
10 g Jojobaöl
4 Schraubdeckelgläser mit 20 ml Volumen

Ringelblumen und Honig haben pflegende, entzündungshemmende Eigenschaften und durch die Kakaobutter zieht die Creme sehr schnell in die Haut ein. Sie gibt Feuchtigkeit und ist auch für den Körper oder die Füße geeignet. Diese Creme ist für trockene und beanspruchte Hände eine Wohltat.

- Alle Gerätschaften reinigen und mit 70%igem Weingeist desinfizieren. Je sauberer gearbeitet wird, umso länger hält sich die Creme im Kühlschrank.
- In einer Tasse einen intensiven Tee aus Ringelblumenblüten aufbrühen (siehe Seite 30, „Gesichtswässer“) und 10 Minuten abgedeckt ziehen lassen. Die Pflanzenteile mit einem Feinfilter abfiltrieren, es dürfen keine Pflanzenreste mehr im Tee enthalten sein.
- Bienenwachs, Honig, Kakaobutter und Kokosöl in einem hitzebeständigen Glas im Wasserbad flüssig werden lassen.
- Jojobaöl zu dem Bienenwachs, den Fetten und Ölen geben und verrühren.
- 32 g vom Ringelblumentee auf die gleiche Temperatur wie das Fett und das Öl bringen (Thermometer).
- Dann tröpfchenweise in das Fettgemisch geben. Dabei ständig rühren.
- Wenn sich alles zur Emulsion verbunden hat, das Glas aus dem Wasserbad nehmen und die Creme in desinfizierte Schraubdeckelgläser füllen.
- Erst nach dem vollständigen Abkühlen mit dem Schraubdeckel verschließen, sonst trennen sich die Bestandteile der Creme wieder und das Kondenswasser beschleunigt die Bakterien- und Schimmelbildung.

Im Kühlschrank ist diese Creme 3–5 Tage haltbar. Entnimm sie am besten mit einem gereinigten Löffelstiel aus dem Glas, um die Bakterienbildung zu minimieren.

Um die Creme bald zu verbrauchen, kannst du auch die Füße und den ganzen Körper damit eincremen. Oder die Creme wird in kleinen Gläsern eingefroren. Beim Auftauen rührst du einfach die Emulsion noch einmal durch. Sie hält nach dem Auftauen ebenfalls 3–5 Tage im Kühlschrank.

HANDSEIFE

Seifen mit hohem Gehalt an bestimmten Pflanzenölen reinigen nicht nur, sondern pflegen die Haut auch gleichzeitig. Als Basis für die folgenden Rezepte verwende ich hauptsächlich Naturseife (siehe Seite 14). So entstehen mit ein paar zusätzlichen Zutaten wunderbare Naturkosmetikprodukte – ein Genuss für die Haut und wegen des Duftes natürlich auch für die Nase.

HANDSEIFE MIT SALZ

Salz regeneriert und reinigt die Haut. Haushaltsübliches Natron (Natriumhydrogencarbonat) wirkt antibakteriell und neutralisiert aufgrund seiner basischen Eigenschaften Säuren, die bei einer Übersäuerung des Körpers über die Haut ausgeschieden werden. Schmutzige Hände werden durch diese Handseife wieder sauber und die guten Fette der natürlichen Seife pflegen die Hände.

- 50 g Naturseife
- 5 g Salz
- 5 g Natron
- ½ TL Brennnesselblätter, getrocknet (gemahlen oder gemörsert)
- 5 Tropfen reines ätherisches Rosmarinöl

» Die Naturseife auf einem flachen Teller mit einer Küchenreibe zu feinen Seifenflocken reiben.
» Salz, Natron und gemahlene Brennnesselblätter dazugeben.
» Rosmarinöl vorsichtig darübertröpfeln.
» Alles zusammen verkneten und zu einer Kugel formen.

Die Handseife ist mindestens 1 Jahr haltbar.

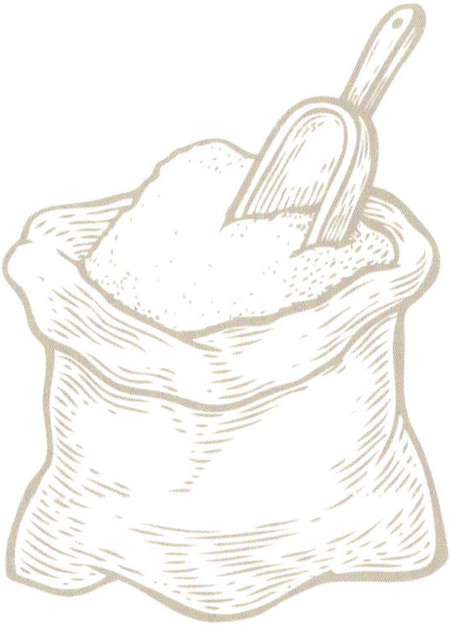

KAFFEE-KÜCHENSEIFE

50 g Naturseife

½ TL Orangenschalen, getrocknet (siehe unten)

½ TL Kaffeepulver

5 Tropfen reines ätherisches Orangenöl

Diese Kaffee-Seife neutralisiert Gerüche an den Händen wie etwa von Knoblauch, Zwiebeln oder Fisch. Gleichzeitig reinigt sie schmutzige Hände von Gartenerde, Harz oder Motorenöl und fettet die Hände nach. Wer viel kocht, ist dankbar für eine schnelle Seifen-Alternative, die nicht täglich frisch gerührt werden muss. Diese Seife wird neben die Spüle in der Küche gelegt und ist eine optimale Küchen- oder Handwerkerseife.

» Die Naturseife auf einem flachen Teller mit einer Küchenreibe zu feinen Seifenflocken reiben.
» Die getrocknete Orangenschale im Mörser pulverisieren.
» Alle Zutaten auf dem Teller verkneten, bis eine einheitliche Masse entstanden ist.
» Anschließend kreativ ausformen.
» Wenn sich die Seife nicht formen lässt, nach und nach tröpfchenweise Olivenöl dazugeben.

Die Küchenseife ist mindestens 1 Jahr haltbar.

Getrocknete Orangenschale

» Eine Orange, natürlich nur aus biologischem Anbau, mit einem Messer dünn schälen, so dass wenig von der weißen Schale mit dabei ist.
» Die Orangenschale an einem luftigen, schattigen Platz auf einem Baumwolltuch ausbreiten und trocknen lassen.

Getrocknete Orangenschale kannst du auch als Teezusatz verwenden und um Speisen zu aromatisieren.

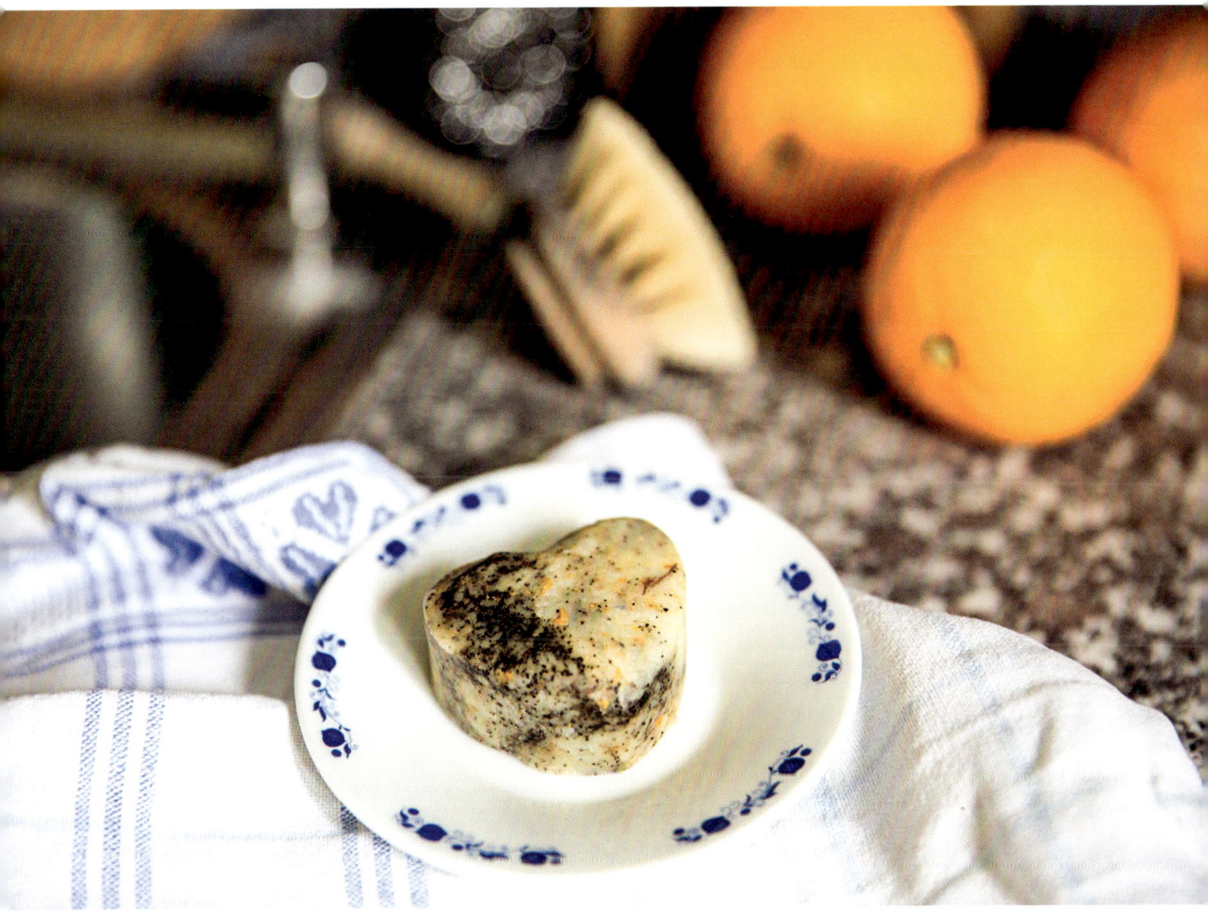

Kaffee-Küchenseife

MILCHSEIFE-AUSSTECHER

Bei Milchseifen wird das Wasser der Lauge durch pflegende Milch ersetzt, wodurch sie einen besonders cremigen Schaum haben. Milchseifen wirken wenig austrocknend und sind darum eine gute Alternative für Menschen, die sich nicht so oft die Hände eincremen wollen.

- 40 g Milchseife (Naturseife aus Ziegen- oder Schafmilch)
- 1 TL Molkepulver
- 1 Tropfen Sanddorn-Fruchtfleischöl
- 2 g Sheabutter
- 5 Tropfen reines ätherisches Bergamotteöl

» Milchseife auf einem flachen Teller mit einer Küchenreibe zu feinen Seifenflocken reiben.

» Molkepulver, Sanddorn-Fruchtfleischöl, weiche Sheabutter und das Bergamotteöl über die Seifenflocken geben.

» Alle Zutaten verkneten.

» Die Masse in Ausstechformen drücken und sanft aus der Form lösen oder selbst kreativ ausformen.

Die Milchseife ist mindestens 1 Jahr haltbar.

REINIGUNG UND PFLEGE FÜR DEN KÖRPER

Unsere Haut braucht nicht viel und ist im Grunde auch sehr einfach zu reinigen. Weniger ist mehr, und so sind auch meine Duschcremes konzipiert. Mit wenigen, aber guten Zutaten wird Nachcremen überflüssig – und wenn du doch das Bedürfnis hast, findest du am Ende dieses Kapitels eine reichhaltige Bodybutter.

DUSCHCREMES

Hochwertige Seife ist die Basis für selbst hergestellte Duschcremes. Mit weiteren guten Zutaten werden Naturseifen so veredelt, dass die Duschcreme Volumen und pflegende Eigenschaften bekommt. Auf die anschließende Anwendung einer Körpercreme kannst du sogar verzichten.
Nach einigen Tagen setzen sich die Zutaten in den Duschcremes ab, weil keine Emulgatoren enthalten sind. Du kannst sie dann einfach vor der Verwendung schütteln oder mit einem Löffel umrühren. All diese Duschcremes kannst du auch wunderbar als pflegende Badezusätze verwenden.

LAVENDEL-DUSCHCREME

Lavendel ist nach einem anstrengenden Tag entspannend und ausgleichend. Der Duft lässt den Tag beruhigt ausklingen und bereitet dich auf eine erholsame Nacht vor.

- 70 g Wasser
- 4 g Lavendelblüten, frisch (oder 2 g getrocknet)
- 10 g Kakaobutter
- 40 g Lavendel-Naturseife
- 20 g Mandelöl
- 15 g Tropfen reines ätherisches Lavendelöl
- Schraubdeckelglas mit 200 ml Volumen

» Das Wasser zum Kochen bringen und 5 Minuten sprudelnd kochen lassen.
» Herd oder Wasserkocher ausschalten.
» Die Lavendelblüten in einer Tasse mit dem heißen, aber nicht mehr sprudelnden Wasser überbrühen und 10 Minuten abgedeckt ziehen lassen.
» Die Kakaobutter sanft bei höchstens 36 °C unter ständigem Rühren in einem hitzebeständigen Glas im Wasserbad schmelzen.
» Lavendelseife mit der Küchenreibe in eine Rührschüssel hinein zu feinen Seifenflocken reiben.
» Kakaobutter über die Seifenflocken geben.
» Die Lavendelblüten aus dem Tee filtern.
» Den noch heißen Tee über die Seifenflocken gießen und mit dem elektrischen Handrührgerät oder Schneebesen schaumig schlagen.
» Das Lavendelöl ins Mandelöl tröpfeln und beides zur Masse geben.
» Weiterrühren, bis sich die Öle gut verteilt haben.
» In ein Schraubdeckelglas abfüllen und die erkaltete Masse mit dem Deckel verschließen.

Die Duschcreme ist etwa 14 Tage bei Zimmertemperatur haltbar.

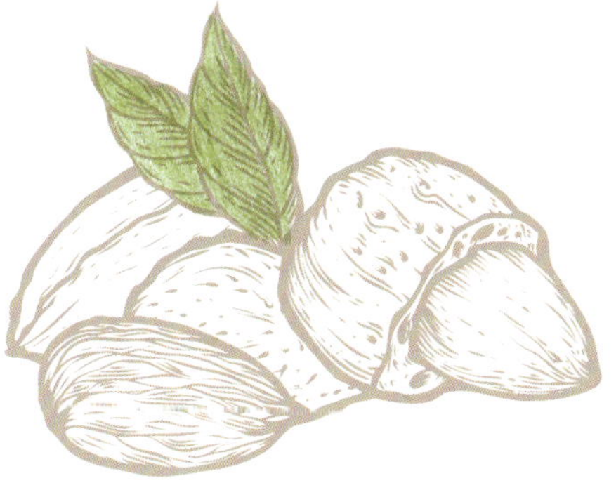

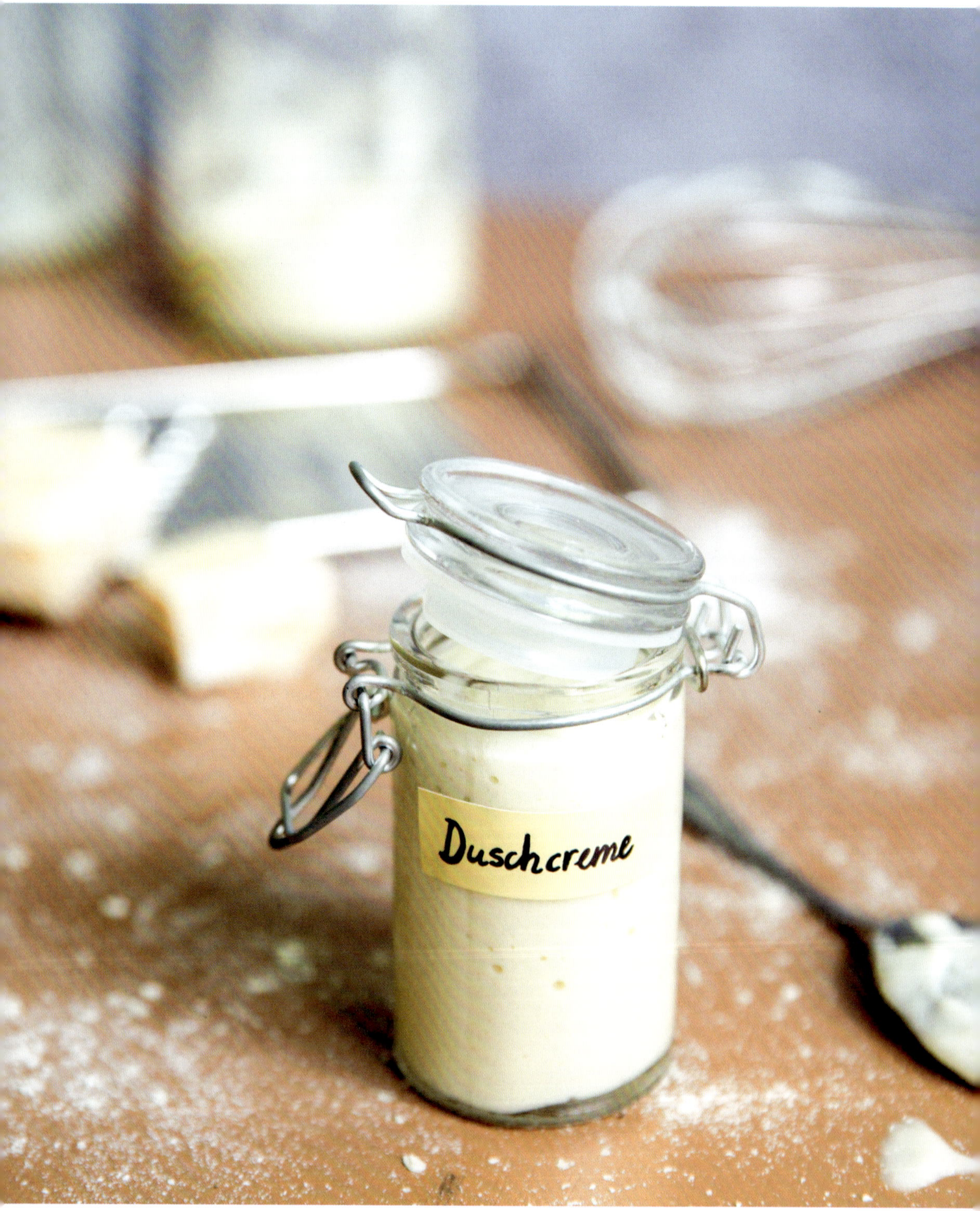

Duftende Duschcreme

DUFTENDE DUSCHCREME – DER KLASSIKER

Dieses klassische Duschcremerezept kannst du problemlos als Grundrezept verwenden. Je nach Hauttyp und Vorlieben tauschst du einfach die Pflanzenöle, ätherischen Öle oder anderen Zutaten aus und erhältst so immer wieder eine neue Variante. Nicht nur Erwachsene, auch Kinder lieben es, ihre eigene Duschcreme zu rühren.

- 70 g Wasser
- 40 g Naturseife
- 10 g Kokosfett
- 10 Tropfen reines ätherisches Öl nach Wahl (z. B. Rosenöl)
- 40 g Mandelöl
- Schraubdeckelglas mit 200 ml Volumen

» Wasser zum Kochen bringen und Herd oder Wasserkocher ausschalten.
» Die Naturseife auf einem Teller mit der Küchenreibe zu feinen Seifenflocken reiben.
» Seifenflocken und Kokosfett in eine Rührschüssel geben und mit dem heißen Wasser übergießen.
» Mit dem elektrischen Handrührgerät oder mit dem Schneebesen schlagen.
» Ätherisches Öl im Mandelöl lösen, zur Seifen-Fett-Masse geben.
» Die Masse schön schaumig schlagen.
» Die Masse in ein Schraubdeckelglas abfüllen und sobald sie erkaltet ist, mit dem Deckel gut verschließen.

Die Duschcreme ist mindestens 14 Tage im Badezimmer haltbar.

Sie sieht lecker aus. Wichtig ist, dass du die Gläser beschriftest, um Verwechslungen mit Lebensmitteln zu vermeiden.

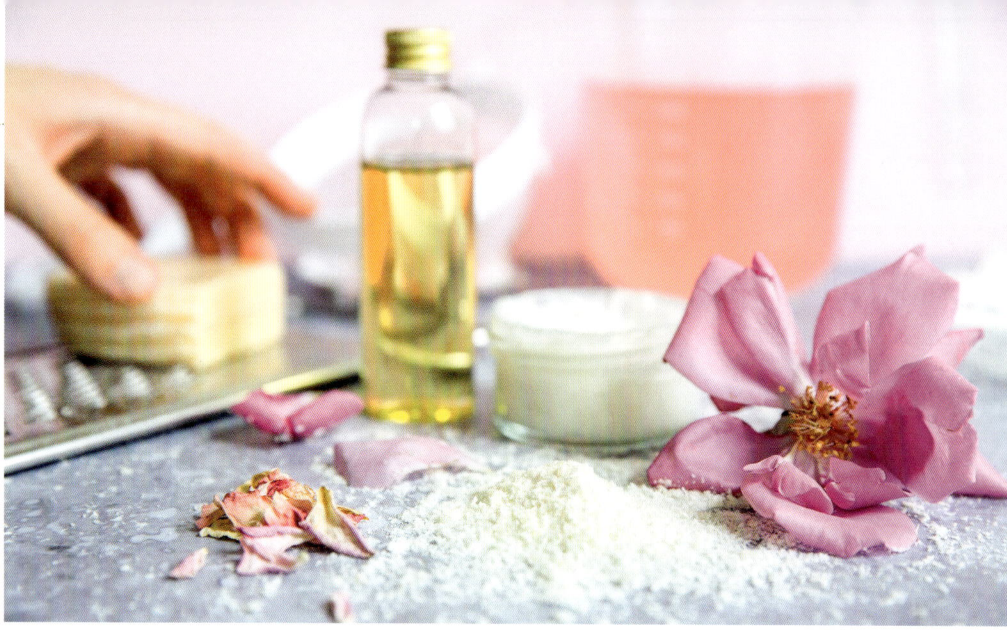

Duschcreme mit Rosenblüten und Bergamotte

- 70 g Wasser
- 1 TL Rosenblütenblätter, getrocknet
- 40 g Naturseife
- 10 g Kokosfett
- 35 g Mandelöl
- 10 Tropfen reines ätherisches Bergamotteöl
- Schraubdeckelglas mit 200 ml Volumen

DUSCHCREME MIT ROSENBLÜTEN UND BERGAMOTTE

Bergamottenduft und Rosenblüten bringen gute Laune ins Badezimmer. Sie heitern auf, reinigen und desodorieren. Für Rosenliebhaber ist diese Duschcreme ein Erlebnis für die Sinne.

- Das Wasser zum Kochen bringen und 5 Minuten sprudelnd kochen lassen.
- Herd oder Wasserkocher ausschalten.
- Die Rosenblütenblätter in einer Tasse mit dem heißen, aber nicht mehr sprudelnden Wasser überbrühen und 15 Minuten abgedeckt ziehen lassen.
- Die Blüten mit einem feinen Sieb abseihen.
- Die Naturseife mit einer Küchenreibe auf einem Teller zu feinen Seifenflocken reiben.
- Seifenflocken, Kokosfett und Mandelöl in eine Rührschüssel geben und mit dem Rosenblütentee übergießen.
- Die Zutaten mit dem elektrischen Handrührgerät oder Schneebesen schaumig schlagen.
- Das Bergamotteöl zum Mandelöl, dann das Öl zu den restlichen Zutaten geben und weiterrühren, bis das Öl gut verteilt ist.
- Die erkaltete Masse in ein Schraubdeckelglas abfüllen und verschließen.

Die Duschcreme ist bei Zimmertemperatur mindestens 14 Tage haltbar, im Kühlschrank sogar noch länger.

Die Zutaten der Duschcreme können sich absetzen. Dann rührst du die Masse vor Gebrauch einfach um.

KÜHLENDE PFEFFERMINZ-DUSCHCREME

Ein kühlender Duschgenuss an heißen Sommertagen für den ganzen Körper. Die Pfefferminze erfrischt, belebt und steigert die Konzentration und sie minimiert Juckreiz bei Insektenstichen.

- 70 g Wasser
- 1 TL Pfefferminzblätter, getrocknet
- 40 g Naturseife
- 10 g Kokosfett
- 20 g Olivenöl
- Schraubdeckelglas mit 200 ml Volumen

- Das Wasser 5 Minuten sprudelnd kochen lassen.
- Herd oder Wasserkocher ausschalten.
- Getrocknete, mit den Fingern zerkleinerte Pfefferminzblätter in einer Tasse mit dem heißen, nicht mehr sprudelnden Wasser überbrühen.
- Den Pfefferminztee 10 Minuten abgedeckt ziehen lassen.
- Die Blätter mit einem feinen Sieb abseihen.
- Die Naturseife mit einer Küchenreibe auf einem Teller zu feinen Seifenflocken reiben.
- Das Kokosfett sanft erwärmen, bis es flüssig ist, oder bei Zimmertemperatur in weichem Zustand dazugeben.
- Seifenflocken, Kokosfett und Olivenöl in eine Rührschüssel geben und mit dem warmen Pfefferminztee übergießen.
- Alle Zutaten mit einem elektrischen Handrührgerät schaumig schlagen.
- Die erkaltete Duschcreme in ein Schraubdeckelglas abfüllen und verschließen.

Die Duschcreme ist bei Zimmertemperatur mindestens 14 Tage haltbar, im Kühlschrank sogar noch länger.

Die Zutaten der Duschcreme setzen sich manchmal ab. Vor dem Verwenden kannst du sie aber einfach wieder umrühren.

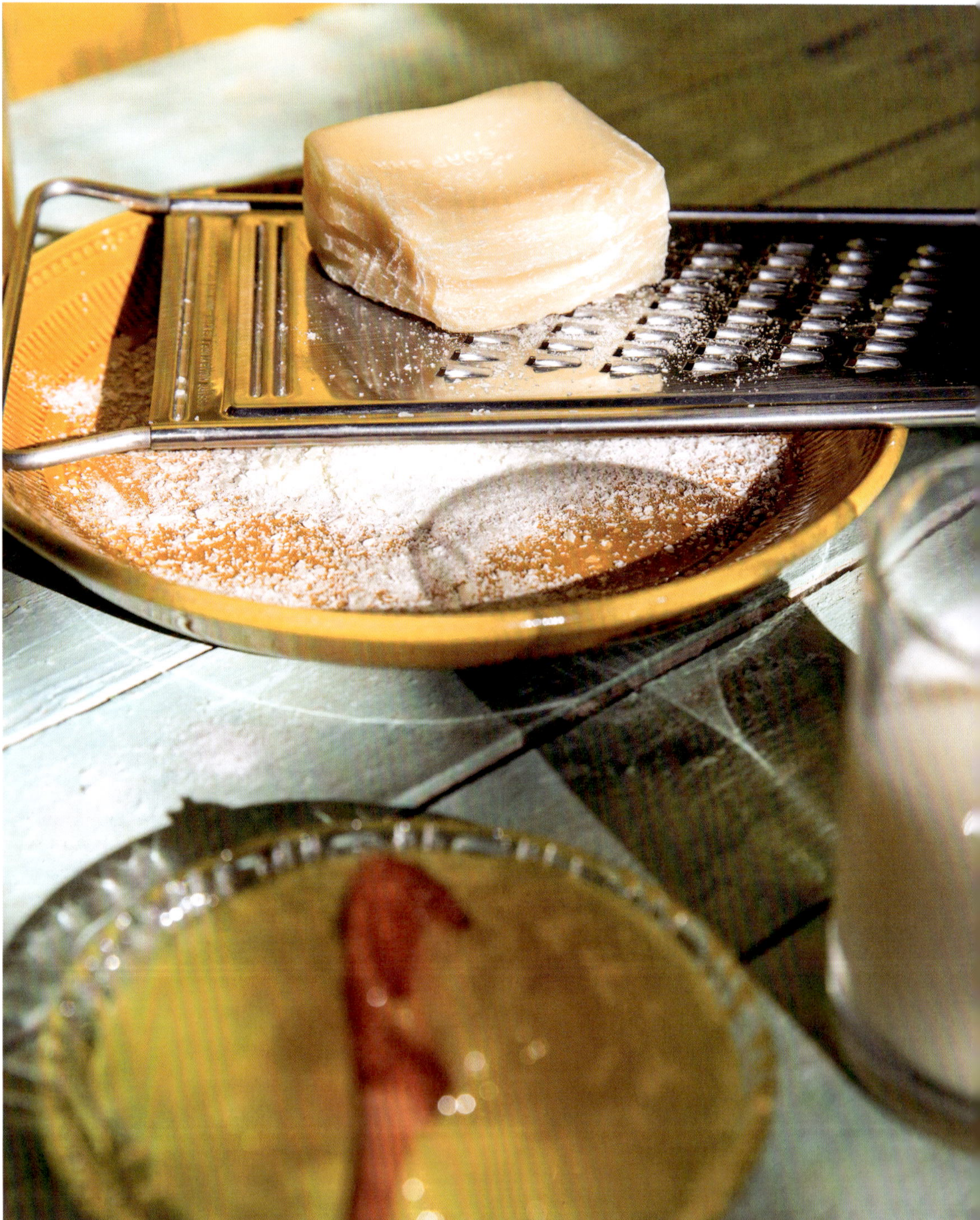

Duschcreme für trockene Haut

DUSCHCREME FÜR TROCKENE HAUT

Ziegenmilch ist eine weitere hautpflegende Alternative. Trockene und sensible Haut kommt mit dieser Duschcreme ganz ohne zusätzliche Körpercreme aus.

- 40 g Ziegenmilchseife (Naturseife)
- 15 g Milchpulver
- 10 g Sheabutter
- 10 g Honig
- 70 g Ziegenmilch
- 1 g Sanddorn-Fruchtfleischöl
- Schraubdeckelglas mit 200 ml Volumen

- Mit einer Küchenreibe die Ziegenmilchseife in eine Rührschüssel hinein zu feinen Flocken reiben.
- Milchpulver, Sheabutter und Honig zur Seife geben.
- Die Ziegenmilch auf 30 °C erhitzen.
- Zusammen mit dem Sanddorn-Fruchtfleischöl über die Zutaten gießen.
- Mit einem elektrischen Handrührgerät oder Schneebesen alle Zutaten verrühren, bis die Duschcreme eine schaumige Konsistenz hat.
- Kalt in ein sauberes Schraubdeckelglas füllen und mit dem Deckel verschließen.

Die Duschcreme ist im Kühlschrank 14 Tage haltbar.

Nach einigen Tagen setzen sich die Zutaten ab, dann einfach vor Gebrauch umrühren.

ALOE-VERA-DUSCHGEL

Aloe Vera ist in diesem Duschgel eine wohltuende Zutat. Bei Sonnenbrand oder Insektenstichen pflegt und lindert sie und spendet der Haut zusätzlich Feuchtigkeit. Diese Flüssigseife ist auch wunderbar für die Haare geeignet.

- 50 g Naturseife
- 70 g Aloe-Vera-Frischsaft (entweder im Reformhaus besorgen oder selber machen, siehe Seite 35).
- Schraubdeckelglas mit 150 ml Volumen

- Die Naturseife mit einer Küchenreibe in eine Rührschüssel hinein zu feinen Seifenflocken reiben.
- Den Aloe-Vera-Frischsaft über die Seifenflocken gießen.
- Mit einem elektrischen Handrührgerät oder Schneebesen beide Zutaten schaumig rühren.
- Die Masse in ein Schraubdeckelglas füllen und verschließen.

Das Duschgel ist im Kühlschrank mindestens 10 Tage haltbar.

ROSSKASTANIEN-DUSCHCREME MIT HONIG

20 g Rosskastanien (Samen ohne die stachlige Fruchthülle)

20 g Honigseife (Naturseife)

100 g Wasser

5 g Walnussöl

Schraubdeckelglas mit 150 ml Volumen

Rosskastaniensamen enthalten reinigende Seifenstoffe und Gerbstoffe, die entzündungshemmend und antibakteriell wirken. Auch mit Antioxidantien als Radikalfänger warten sie auf. Zudem halten die schönen braunen Samen auch Stärke und Allantoin für uns bereit, welche wichtig sind für die Hautregeneration. Daher sind sie nicht nur für unsere Wäsche und zur Reinigung in Küche und Haushalt unschlagbar, sondern auch in der Kosmetik wichtige Helfer. Geeignet ist die Rosskastanien-Duschcreme für normale, empfindliche, fettige oder juckende Haut.

- Frische Rosskastanien fein hacken (siehe Kasten unten) und in ein hohes, schmales Gefäß geben.
- Die Honigseife auf einem Teller mit der Küchenreibe zu feinen Seifenflocken reiben.
- Das Wasser abkochen.
- Das warme abgekochte Wasser zur klein gehackten Rosskastanie geben und die Mischung mit einem Pürierstab pürieren, bis sie schaumig ist.
- Die Rosskastanie durch ein Sieb filtrieren, den Sud auffangen.
- Rosskastaniensud, Honigseife und Walnussöl zusammen in einem hohen, schmalen Gefäß vermengen und mit einem Pürierstab pürieren.
- In ein sauberes Schraubdeckelglas abfüllen und verschließen.

Bei Zimmertemperatur ist die Duschcreme mindestens 3 Wochen haltbar.

Rosskastanien zerkleinerst du am besten, wenn sie frisch sind. Sie brauchen nicht geschält zu werden. Je feiner sie werden, umso besser lösen sich ihre Inhaltsstoffe. Mit einem Hochleistungsmixer sind frische Rosskastanien schnell pulverisiert. Sonst nimmst du dir ein Hackmesser und ein Brett und hackst die frische Rosskastanie zuerst grob und dann immer feiner. Das Rosskastanienpulver kannst du wunderbar trocknen, um im Winter einen Vorrat zu haben. Dazu die pulverisierte Rosskastanie auf einem Tuch ausbreiten und an einem luftigen Ort einige Tage trocknen lassen. Rosskastanienbäume stehen in Städten meist in Parkanlagen. Bitte nicht mit der Ess-Kastanie verwechseln, die in Deutschland auch in den Wäldern wächst.

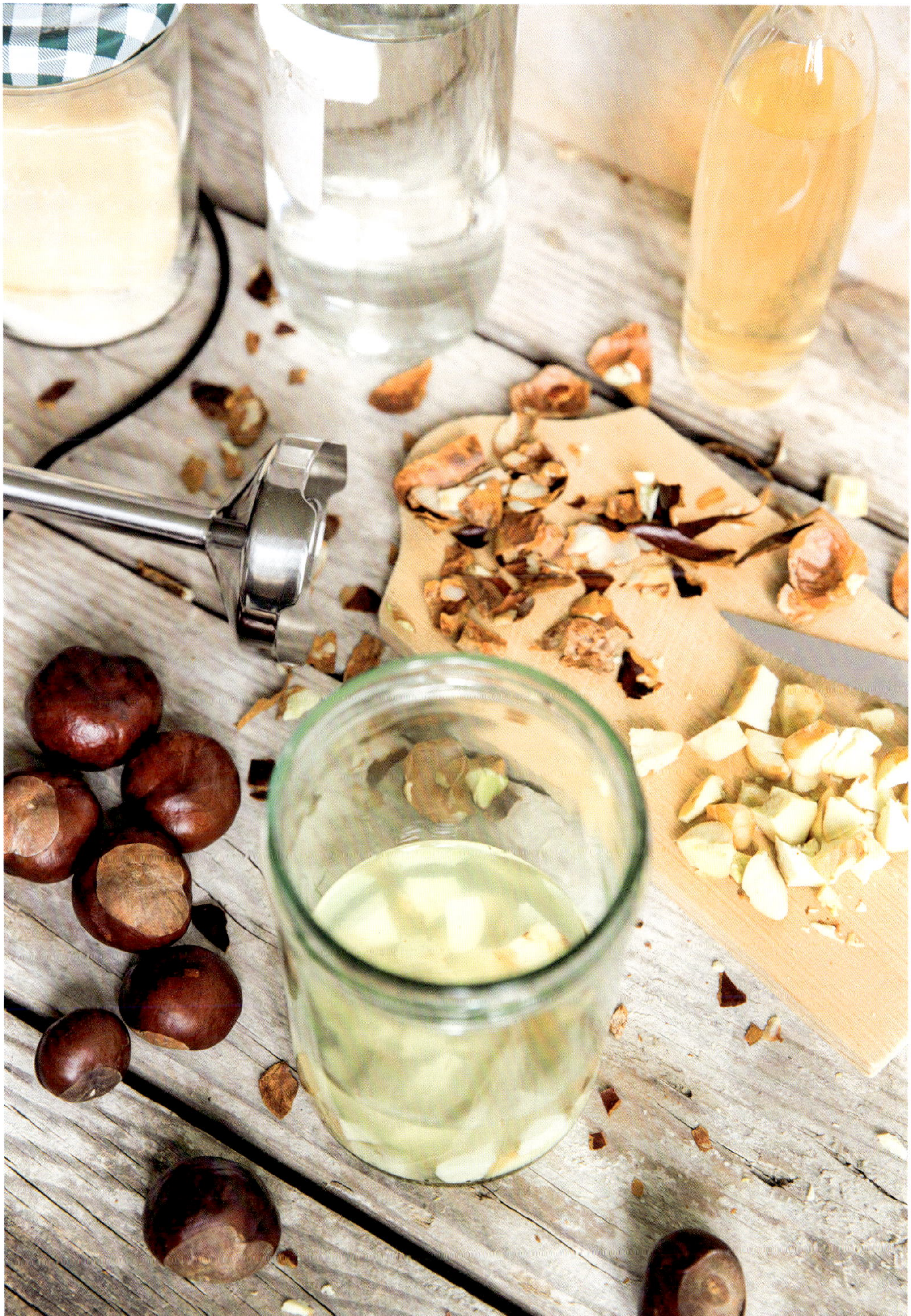

Rosskastanien-Duschcreme

HEUMILCH-DUSCHCREME

- 40 g Naturseife
- 70 g Heumilch
- 1 TL Honig
- 10 g zimmerwarmes Kokosfett
- 35 g Sahne
- Schraubdeckelglas mit 200 ml Volumen

Heumilchkühe bekommen ausschließlich Heu und Gras aus kontrolliert biologischem Anbau zu Fressen. Durch diese Art der Fütterung wird der höchste natürliche Anteil an Omega-3-Fettsäuren bei der Milch erreicht. Das sind lebensnotwendige Fettsäuren, die sonst in kaltgepressten Pflanzenölen enthalten sind. In gut sortierten Supermärkten findest du die Heumilch in der Kühltheke.

» Naturseife mit einer Küchenreibe in eine Rührschüssel hinein zu feinen Seifenflocken reiben.
» Heumilch und Honig bei schwacher Hitze in einem Topf erwärmen.
» Die Seifenflocken mit der Honigmilch übergießen.
» Mit einem elektrischen Handrührgerät oder Schneebesen die Zutaten schaumig schlagen.
» Nach und nach die restlichen Zutaten zugeben und weiterrühren bis eine schaumige Masse entstanden ist.
» Kalt in ein sauberes Schraubdeckelglas füllen und verschließen.

Im Kühlschrank ist die Duschcreme mindestens 14 Tage haltbar.

Nach ein paar Stunden setzen sich das Fett und der Honig ab, vor Gebrauch einfach wieder umrühren. Diese Duschcreme eignet sich auch gut als Badezusatz – ein herrliches Badevergnügen.

LUXUS-DUSCH-SMOOTHIE

- 30 g Schafmilchseife (Naturseife)
- 80 g Aloe-Vera-Frischsaft (Seite 35)
- 15 g Molkepulver
- 20 g Mandelöl
- 10 g Sheabutter
- 2 Tropfen Sanddorn-Fruchtfleischöl
- 2 Tropfen reines ätherisches Rosenöl
- Schraubdeckelglas mit 200 ml Volumen

Alle Zutaten sind „Hautpflege pur“. Durch ihre Kombination bekommst du eine extrem weiche Haut. Zudem geben Aloe Vera und Sanddorn der Haut nach intensiver Sonne ihre Feuchtigkeit zurück.

» Die Schafmilchseife mit der Küchenreibe in eine Rührschüssel hinein zu feinen Seifenflocken reiben.
» Mit dem Aloe-Vera-Frischsaft übergießen und mit dem elektrischen Handrührgerät oder Schneebesen aufschlagen.
» Alle weiteren Zutaten dazugeben und mit dem Rührgerät weiter gut schaumig rühren.
» Das Rosenöl kann durch jedes andere beliebige reine ätherische Öl ersetzt oder weggelassen werden.
» In ein Schraubdeckelglas abfüllen und verschließen.

Diese Duschcreme ist mindestens 10 Tage bei Zimmertemperatur haltbar.

BRENNNESSEL-DUSCHCREME

Dieses Rezept habe ich für fettige Haut konzipiert. Brennnesseln enthalten Gerbstoffe, die einen positiven Einfluss auf fettige Haut haben und gleichzeitig beleben. Honig und Salz wirken zusätzlich entzündungshemmend. Es ist eine relativ flüssige Duschcreme.

- 1 g Brennnesselblätter, getrocknet
- 120 g Wasser
- 10 g Rosskastanienpulver (siehe „Rosskastanien-Duschcreme mit Honig“, Seite 102)
- 20 g Soleseife (Naturseife)
- 5 Tropfen reines ätherisches Rosmarinöl
- 1 TL Salz
- Schraubdeckelglas mit 150 ml Volumen

» Das Wasser zum Kochen bringen und die zerkleinerten Brennnesselblätter in einer Tasse damit überbrühen. 10 Minuten abgedeckt ziehen lassen.
» Das Rosskastanienpulver in ein hohes, schmales Gefäß geben, mit dem Wasser samt Brennnesseln übergießen und mit einem Pürierstab pürieren.
» Brennnesseln und Rosskastanie mit einem Sieb abseihen.
» Die Soleseife mit einer Küchenreibe auf einem Teller zu feinen Seifenflocken reiben.
» Das Rosmarinöl auf die Seifenflocken tröpfeln.
» Salz und Seifenflocken in das Gefäß mit dem Rosskastanien-Brennnessel-Sud geben.
» Alle Zutaten mit dem Pürierstab pürieren und erkalten lassen.
» Die Masse in ein sauberes Schraubdeckelglas abfüllen und dann verschließen.

Die Haltbarkeit beträgt 5 Tage bei Zimmertemperatur.

Die Inhaltsstoffe setzen sich schon nach kurzer Zeit ab. Vor Gebrauch kannst du sie aber einfach kurz umrühren.

HIMMLISCHE BADEZUSÄTZE

Was gibt es Schöneres, als nach einem anstrengenden Tag in einer warmen Badewanne Körper und Seele zu verwöhnen – mit natürlichen Zutaten, die ein Wohlfühlerlebnis garantieren. Schon 50 Jahre vor Christi Geburt war die wohltuende Eigenschaft von Milch, Honig und Rosenblüten bekannt. Königin Cleopatra machte sich diese Luxusgüter in der damaligen Zeit zu Nutze.
Die Wärme des Badewassers öffnet die Poren der Haut für Inhaltsstoffe von Badezusätzen. Diese können unseren Organismus nicht nur verwöhnen, sondern auch belasten. Deshalb solltest du auf die Bestandteile der Badezusätze besonders achten. Mit selbst gerührten Zutaten weißt du immer, was du an deine Haut lässt.

Eine Badedauer von 20 Minuten bei einer Wassertemperatur von 36–38 °C wird empfohlen, um Herz und Kreislauf nicht zu sehr zu belasten. Außerdem wird, je heißer das Wasser ist, umso mehr körpereigenes Fett der Haut entfernt. Also nicht übertreiben! Durch selbst hergestellte Badezusätze mit Kräutern oder Pflanzenölen kannst du deine Haut und dein Wohlbefinden beeinflussen.

KRÄUTERBAD

- 3 Stängel Schafgarbe, frisch (mit Blüten und Blättern)
- 3 Stängel Ringelblume, frisch (mit Blüten und Blättern)
- 1 Zweig Rosmarin, frisch
- 3 Zweige Salbei, frisch

Ein Strauß mit frischen Kräutern aus dem heimischen Garten stärkt das Abwehrsystem.

» Alle Kräuter zu einem Strauß binden, die Schnur länger lassen und zu einer Schlaufe binden.
» An der Schlaufe unter den Wasserhahn der Badewanne hängen, um das Wasser darüberlaufen zu lassen.

LAVENDELBAD

- 5 Zweige Lavendel, frisch (mit Blüten, Blättern und Stängeln)

Lavendel beruhigt und gleicht aus. Ein wunderbares Bad vor dem Schlafengehen.

» Einen Lavendelstrauß binden, die Schnur länger lassen und zu einer Schlaufe binden.
» Ins Badewasser legen oder an der Schlaufe unter den Wasserhahn hängen, um das Wasser darüberlaufen zu lassen.

PFEFFERMINZBAD

- 6 Zweige Pfefferminze, frisch (mit Blättern und Stängeln)

Pfefferminze erfrischt, belebt und minimiert Juckreiz.

» Die Zweige zum Strauß binden, die Schnur länger lassen und zu einer Schlaufe binden.
» An der Schlaufe unter den Wasserhahn der Badewanne hängen, um das Wasser darüberlaufen zu lassen.

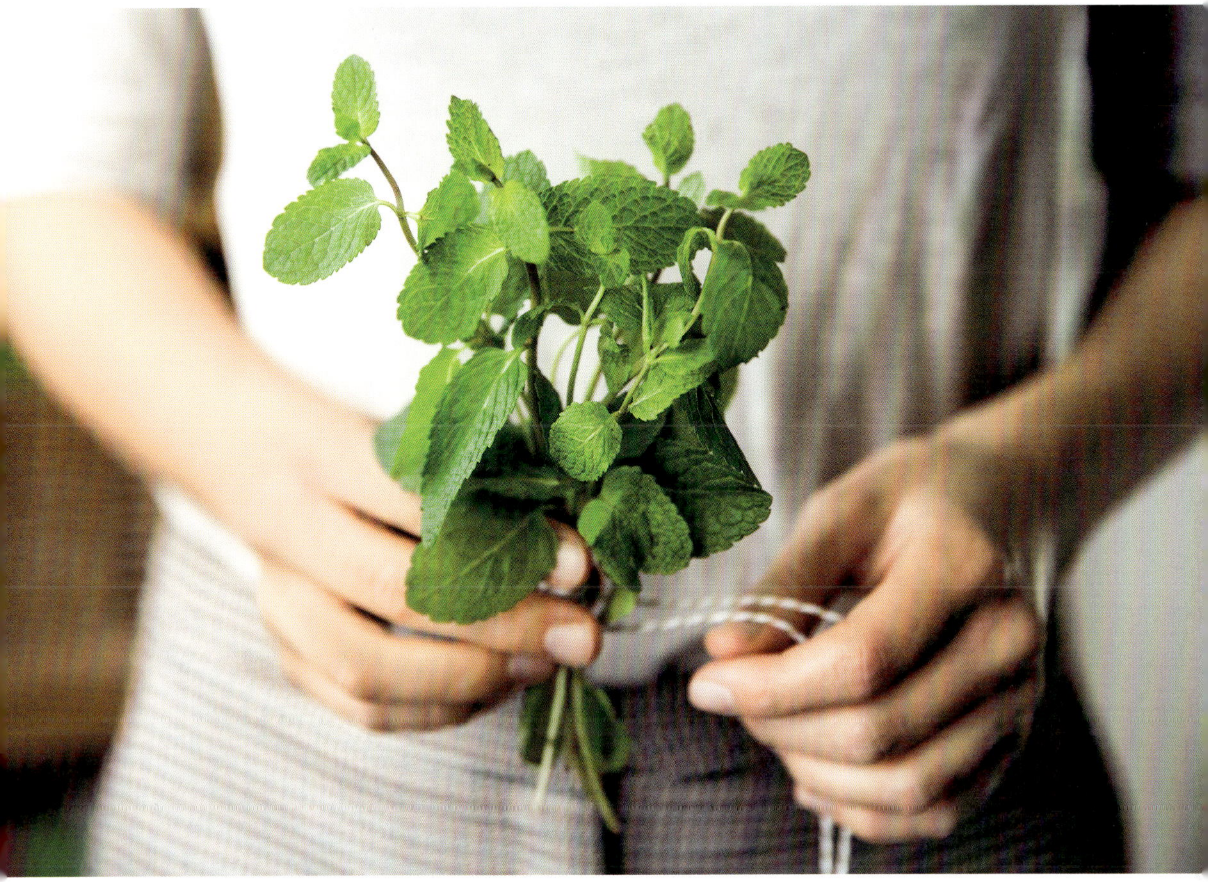

Pfefferminzbad

KRÄUTERBAD FÜR DEN WINTER

Im Sommer kannst du für dein Winterbad vorsorgen, indem du deine Pflanzen sammelst und selbst trocknest. Dazu die Blätter vom Stängel zupfen und auf ein Baumwoll- oder Leintuch legen. Schattig, luftig und locker innerhalb weniger Tage trocknen lassen. Die ätherischen Öle der Pflanze sind am intensivsten, wenn die Pflanzen erst kurz vor der Anwendung zerkleinert werden. Um zu verhindern, dass die Kräuter nach dem Bad den Abfluss verstopfen, einfach die Kräuter vor der Anwendung in einen Baumwollbeutel füllen.

- 10 g Brennnesselblätter, getrocknet
- 10 g Salbeiblätter, getrocknet
- 10 g Rosmarinblätter, getrocknet
- 1 Baumwollsäckchen

» Die Kräuter zerkleinern und in das Baumwollsäckchen füllen.
» Die Öffnung gut zubinden.
» Ins Badewasser legen oder unter den Wasserzulauf hängen.

BLÜTENBAD

- 10 g Ringelblumenblüten, getrocknet
- 10 g Malvenblüten, getrocknet
- 10 g Kamillenblüten, getrocknet
- 1 Baumwollbeutel

Ein mildes, beruhigendes und ausgleichendes Bad. Schon im Sommer kannst du aus dem eigenen Garten die Blüten für ein winterliches Bad ernten und trocknen. Blüten abzupfen und einzeln auf einem Baumwoll- oder Leintuch auslegen. An einem luftigen, schattigen Ort sollen sie innerhalb weniger Tage trocknen.

» Die Blüten für ein Bad in einen Baumwollbeutel füllen.
» Ins Badewasser legen und Wasser einlaufen lassen.

ROSENBAD

- 2–3 EL Rosenblütenblätter, getrocknet
- ¼ Liter Wasser
- italienischer Espressokocher

Ein sinnliches Bad, um die Seele zu verwöhnen. Zur Dekoration zusätzlich einige wenige Blätter über das Badewasser streuen, dazu Kerzenschein und ruhige Musik – und der Wohlfühlmoment ist garantiert.

» Die Rosenblütenblätter mörsern.
» Den Espressokocher aufschrauben und die gemörserten Rosenblüten in den Filtertrichter (in den normalerweise das Kaffeepulver kommt) geben.
» Kaltes Wasser in den Wasserbehälter bis 2 cm unter den Rand füllen.
» Den Filtertrichter in den Wasserbehälter setzen und das Oberteil des Espressokochers daraufschrauben. Den Espressokocher auf den Herd stellen und auf höchster Stufe des Herdes erhitzen.
» Wenn das Wasser gekocht hat, den Espressokocher vom Herd nehmen. Durch den Druck beim Kochen wird das Wasser durch die Rosenblütenblätter gepresst und es entsteht ein intensives Kräuterwasser.

Um ein Kräuterwasser im Espressokocher zu kochen, kannst du auch jede andere duftende Pflanze verwenden. Pfefferminze, Ringelblume, Rosmarin, Thymian und Salbei eignen sich besonders gut. Wenn du keinen Espressokocher hast, brühst du dir einen intensiven Tee, der 10 Minuten ziehen darf (siehe Seite 30).

OLIVENÖL-LAVENDEL-BAD

Ein entspannendes und duftendes Bad für trockene und gestresste Haut. Der Lavendelduft hilft auch beim Einschlafen.

- 50 ml Olivenöl
- 20 ml Sahne
- 10 Tropfen reines ätherisches Lavendelöl

» Alle Zutaten zusammen in einer Tasse vermengen.

» In das Badewasser geben.

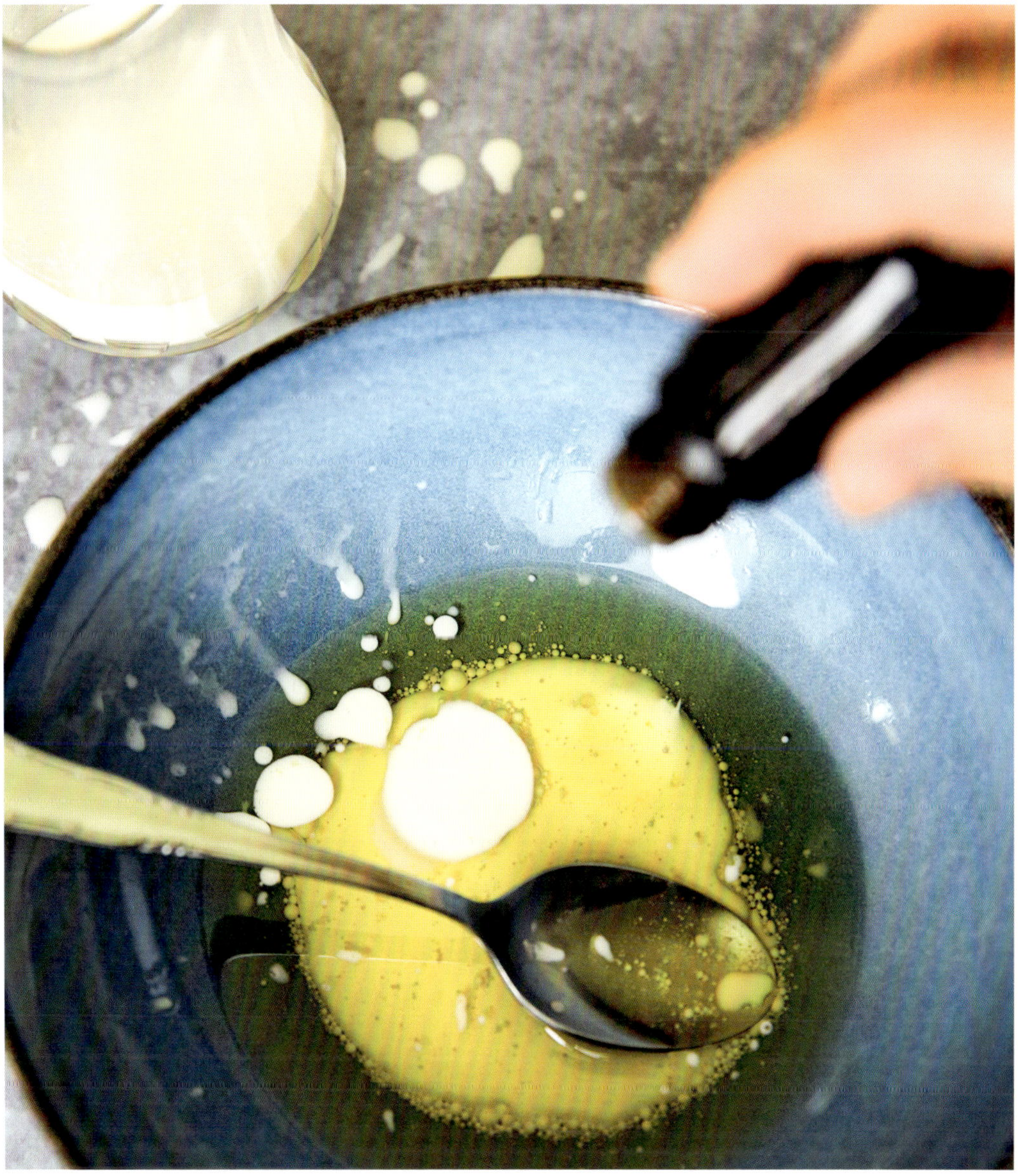

Olivenöl-Lavendel-Bad

OLIVENÖLBAD – DER BADEKLASSIKER

- ½ Tasse Olivenöl
- ½ Tasse Sahne

Damit sich Pflanzenöle mit dem Badewasser verbinden können, ist immer ein Emulgator notwendig. Natürliche Emulgatoren wie Milch, Sojamilch, Molke (frisch oder als Pulver), Milchpulver, Sahne oder Honig sind außerdem zusätzliche Pflege für die Haut. Wenn du Olivenöl als Badezusatz verwendest, brauchst du anschließend keine Hautcreme. Du solltest dich dann aber mit dem Handtuch nur abtupfen, damit das Olivenöl auf der Haut bleibt. Bei besonders trockener Haut kannst du auch den Emulgator weglassen und bewusst das Olivenöl auf der Wasseroberfläche schwimmen lassen. Beim Aussteigen aus dem Bad legt sich das Öl dann auf die Haut. Auch hier mit dem Handtuch nur abtupfen.

» Die Zutaten zusammen in einer Tasse verrühren.
» In das warme Badewasser geben.

SALBEI-HONIG-BAD

- 10 g Salbei, getrocknet
- 1 Baumwollbeutel
- 4 EL Waldhonig
- 50 ml Mandelöl
- 5 Tropfen reines ätherisches Salbeiöl

Ein schöner „doppelter" Badezusatz (zweimal Salbei), um das Immunsystem zu stärken. Salbei enthält Flavonoide, Bitter- und Gerbstoffe, die kleine Wunden verschließen und das Eindringen von Krankheitserregern verhindern. Durch seine Inhaltsstoffe wirkt er entzündungs- und keimhemmend. Honig ist zudem ein Feuchtigkeitsspender.

» Salbei zerkleinern und in den Baumwollbeutel füllen.
» Den Beutel in die Badewanne legen und warmes Wasser einlaufen lassen.
» Waldhonig, Mandelöl und Salbeiöl direkt ins Badewasser geben.

HONIGBAD MIT SHEABUTTER

- 10 g Honigseife
- 5 g Sheabutter
- 1 TL Honig

Nach diesem herrlichen Bad ist samtweiche Haut garantiert.

» Die Honigseife mit einer Küchenreibe auf einem Teller zu feinen Seifenflocken reiben.
» Alle Zutaten zusammen in das warme Badewasser geben.

BUTTERMILCHBAD

Himbeeren und Buttermilch enthalten B-Vitamine, die für weiche Haut und Haare sorgen.

- 100 g Himbeeren, frisch oder tiefgekühlt und aufgetaut
- 250 g Buttermilch

» Himbeeren und Buttermilch in einem hohen, schmalen Gefäß pürieren und ins Badewasser geben.

Am besten die doppelte Menge zubereiten und einen Teil als Getränk während des Badens genießen. Wenn es dir zu sauer ist, kannst du es mit gutem Waldhonig süßen.

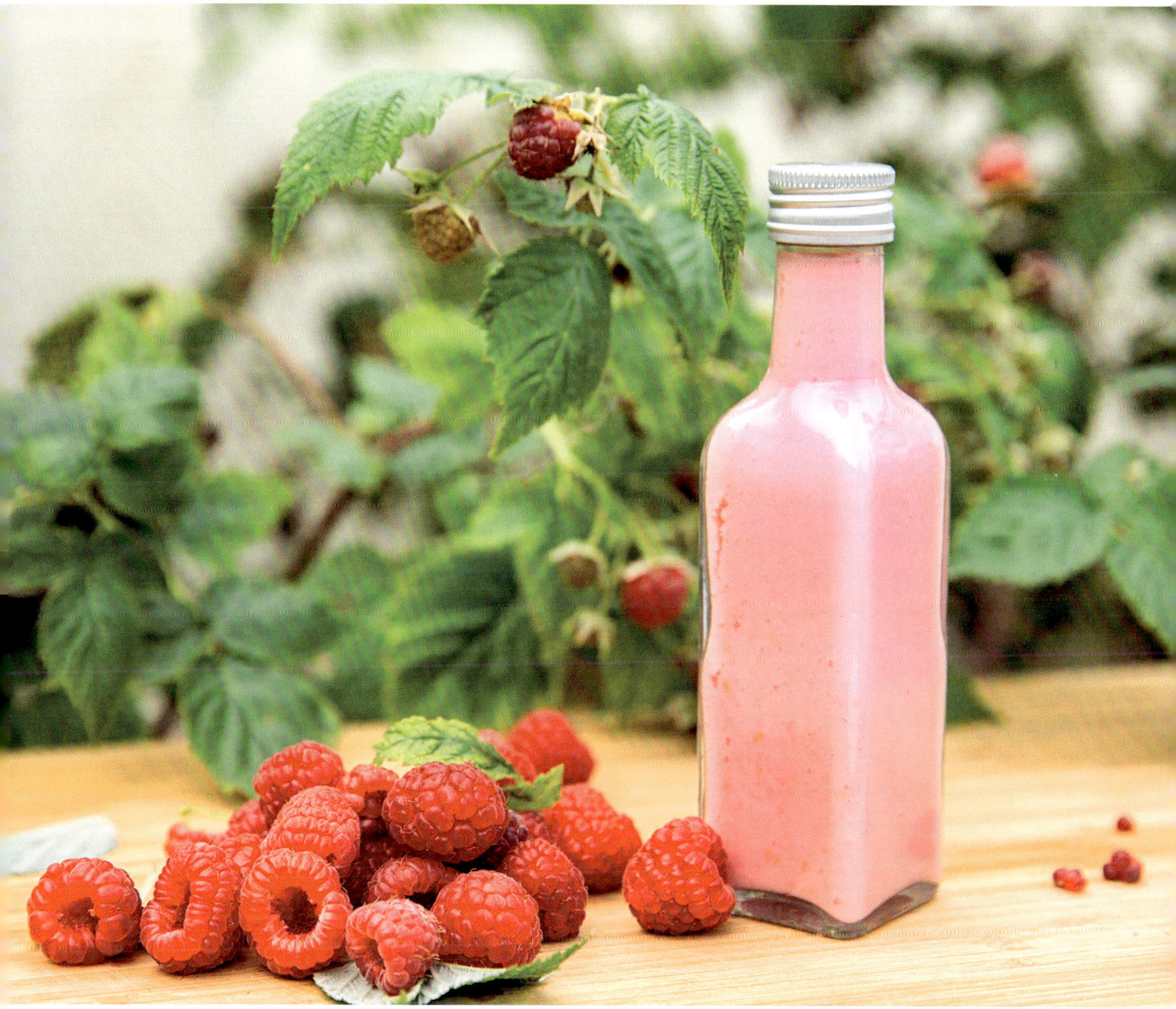

Buttermilchbad

MOLKEBAD

10 EL Molkepulver

Molke (frisch oder als Pulver) enthält wichtige B-Vitamine und viel Riboflavin. Sie versorgt trockene Haut mit Feuchtigkeit und beruhigt sie. Molke ist bei sensibler, irritierter, schrundiger, entzündeter oder empfindlicher Haut empfehlenswert. Reife Haut wird samtweich.

- Das Molkepulver ins warme Badewasser geben und dann das Bad genießen.
- Nach Belieben 5 Tropfen reines ätherisches Öl (wie z. B. Rosenöl), gelöst in 1 EL Mandel- oder Olivenöl, dazugeben.

Wenn du frische Molke bekommen kannst, erwärme 3 Liter davon und gib es zum Badewasser. Das verhilft zu einem schönen Hautgefühl.

MOLKEBAD MIT HONIG

- 2 EL Honig
- etwas warmes Wasser
- 10 EL Molkepulver
- 1 Tropfen Sanddorn-Fruchtfleischöl

Die Haut wird mit diesen Zutaten beim Baden wunderbar verwöhnt.

- Honig in einer Tasse in wenig warmem Wasser auflösen.
- Mit dem Molkepulver und dem Sanddorn-Fruchtfleischöl ins Badewasser geben.

SOLEBAD

1 kg Steinsalz ohne Rieselhilfe

Salz entzieht dem Körper Schadstoffe, aber auch Wasser. Es stärkt das Immunsystem, entschlackt und reinigt. Immer mal wieder ein Salzbad tut gut und ist Balsam für die Seele. Naturreines Steinsalz ohne Rieselhilfe ist besonders gut geeignet.
Salzbäder in dieser Konzentration strengen den Körper und den gesamten Organismus an, deshalb anschließend eine Ruhepause einlegen und nicht heißer als 38 °C baden. Nicht öfter als einmal pro Woche durchführen. Während und nach dem Baden viel trinken. Tee und Zitronenwasser gleichen schnell den Flüssigkeitsverlust aus. In Wellness- und Luxushotels sind diese Bäder sehr beliebt.

- Das Salz direkt in die Badewanne mit warmem Wasser geben, mit der Hand verrühren.
- Mit 100 Litern Badewasser entspricht 1 kg Salz der Solelösung von 1 %.

HONIG-BADESALZ

Honig und Salz wirken reinigend und desinfizierend. Das Honig-Badesalz ist bei fettiger Haut empfehlenswert.

- 100 g Steinsalz
- 1 EL Honig

» Die Zutaten im warmen Badewasser auflösen und genießen.

ESSIGBÄDER

Sie sind fast schon in Vergessenheit geraten. Essigbäder unterstützen den natürlichen pH-Wert der Haut. Sie reinigen, desinfizieren, straffen, ziehen zusammen und haben eine leicht schweißhemmende und belebende Wirkung. Für empfindliche und Problemhaut sind sie sehr gut geeignet. Die Haut wird wunderbar weich.
Die Kräuter in schöne Flaschen oder Gläser mit Schraubdeckel geben, mit Apfelessig auffüllen und mindestens 10–14 Tage an einem warmen Ort stehen lassen. Die Kräuter müssen immer mit Essig bedeckt sein. Nach 10–14 Tagen die Kräuter aus dem Essig entfernen.

PFEFFERMINZ-BADEESSIG

Dieses Rezept verspricht ein erfrischendes und belebendes Badevergnügen für den Sommer.

- 10 g Pfefferminzeblätter, getrocknet
- 200 g Apfelessig

» Die Pfefferminze zerkleinern und in ein Glas mit Schraubdeckel füllen.
» Mit dem Apfelessig übergießen und das Glas mit dem Deckel verschließen.
» Die Kräuter sollten ständig bedeckt sein, bei Bedarf immer wieder mit Apfelessig nachfüllen.
» Für 1 Woche an einem warmen Ort stehen lassen, dabei am besten mehrmals täglich schütteln. So lösen sich die Wirkstoffe viel besser aus den Pflanzen.
» Die Kräuter durch ein feines Sieb abseihen.
» Den aromatisierten Essig ins Badewasser geben.

LAVENDEL-KAMILLE-BADEESSIG

- 1 EL Lavendelblüten, getrocknet
- 1 EL Kamillenblüten, getrocknet
- 200 g Apfelessig

Lavendel und Kamille sind beruhigende Kräuter bei irritierter Haut.

- Lavendel- und Kamillenblüten in ein Glas mit Schraubdeckel geben.
- Den Apfelessig darübergießen, so dass die Kräuter ständig bedeckt sind. Das Glas mit einem passenden Deckel verschließen.
- Für 1 Woche an einem warmen Ort stehen lassen, dabei am besten mehrmals täglich schütteln. So lösen sich die Wirkstoffe viel besser aus den Pflanzen.
- Die Kräuter durch ein feines Sieb abseihen.
- Den Essig ins Badewasser geben.

HIMBEER-BADEESSIG

- 35 g Himbeeren, frisch oder tiefgekühlt und aufgetaut
- 35 g Rosenblütenblätter, getrocknet
- 100 g Apfelessig

Himbeeressig in Kombination mit Rosen lassen die Haut seidig weich werden.

- Die Himbeeren und Rosenblütenblätter in ein hübsches Glas mit Schraubdeckel geben und verschließen.
- Mit Essig auffüllen und für 1 Woche an einem warmen Ort stehen lassen, dabei am besten mehrmals täglich schütteln. So lösen sich die Wirkstoffe viel besser aus den Pflanzen.
- Die Kräuter durch ein feines Sieb abseihen.
- Den Essig ins Badewasser geben.

SCHNELLER BADEESSIG MIT JOHANNISBEERE

- 100 ml Apfelessig
- 100 ml Johannisbeersaft, selbst gemacht (Seite 36) oder Direktsaft aus dem Bioladen (rot oder schwarz)

Johannisbeeren straffen und beleben die Haut.

- Die Zutaten vermengen und direkt in das eingelassene Badewasser geben.

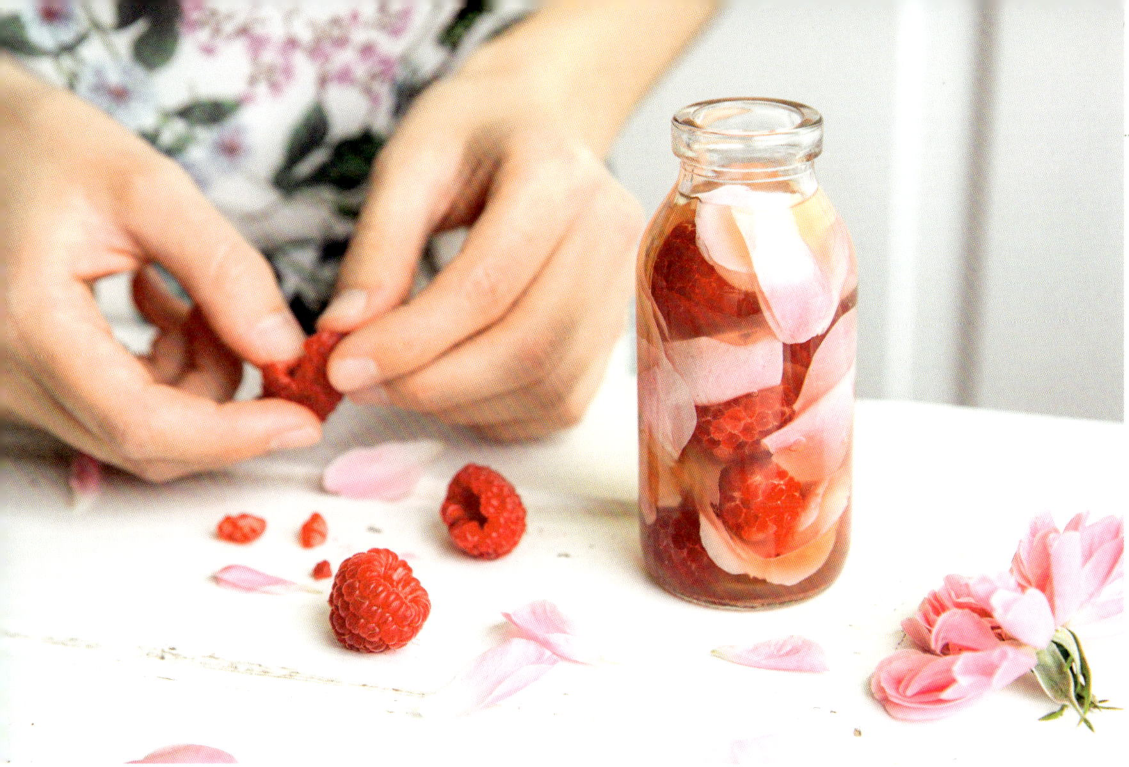

Himbeer-Badeessig

GETREIDEBÄDER

Hafer, Weizen, Roggen, Dinkel und Sonnenblumenkerne sind eine Wohltat für entzündete, schuppige oder trockene Haut. Schleimstoffe und Stärke beruhigen gestresste Haut. Das Mehl oder die Flocken werden in einen Stoffbeutel (z. B. aus Baumwolle) gegeben, der gut zusammengebunden wird. Den Beutel einfach ins Badewasser legen

WEIZENBAD MIT SANDDORN UND HONIG

Ein Genussbad für alle Hauttypen. Sanddorn-Fruchtfleischöl trägt zu einer weichen Haut bei. Es enthält viele Antioxidantien, Vitamine und hautpflegende Fettsäuren und kann gereizte Haut beruhigen. Auch hilft es der Haut zu regenerieren.

- 100 g Weizenflocken
- 1 Stoffbeutel (z. B. aus Baumwolle)
- 2 Tropfen Sanddorn-Fruchtfleischöl
- 2 EL Honig

- Die Weizenflocken in den Stoffbeutel geben und mit einer Schnur fest zubinden.
- Den Beutel in die Badewanne legen.
- Das Badewasser einlaufen lassen.
- Sanddorn-Fruchtfleischöl und Honig direkt ins Badewasser geben.

HAFERKLEIE-BAD

200 g Haferkleie

1 Stoffbeutel (z. B. aus Baumwolle)

Das Haferkleie-Bad dient als milder Badezusatz bei empfindlicher Haut, es ist sogar für Kleinkinder mit sensibler Haut geeignet. Das Badewasser für Kleinkinder sollte nicht zu kalt und nicht zu heiß sein. Ich habe es für meine Kinder immer zusätzlich zum Wasserthermometer mit meinem Ellenbogen getestet. Das Wasser sollte eine Temperatur von 36 °C haben.

- Die Haferkleie in einen Stoffbeutel geben und gut verschließen, damit der Hafer den Abfluss der Badewanne später beim Ablassen des Badewassers nicht verstopft.
- Wenn der Beutel gut verschlossen ist, kann er im nassen Zustand während des Badens immer wieder ausgedrückt werden.

KAMILLE-HAFERMEHL-MOLKE-BAD

30 g Kamillenblüten, getrocknet

100 g Haferkleie

50 g Molkepulver

1 Stoffbeutel (z. B. aus Baumwolle)

Sogar für Kleinkinder ist dieses milde Bad gut geeignet. Kamille beruhigt, Hafermehl und Molkepulver geben eine weiche Haut. Das Badewasser sollte eine angenehme Temperatur von 37 °C haben.

- Alle Zutaten in den Stoffbeutel füllen und gut verschließen, damit der Abfluss später beim Ablassen des Badewassers nicht verstopft.
- Beutel in die Badewanne geben.
- Das Badewasser einlassen.

BADEZUSÄTZE ALS GESCHENKIDEE

Pflegende Geschenke für Badefans, liebevoll in Naturmaterialien, schöne Gläser oder originelle Stoffbeutel verpackt, machen viel Freude und sind ein wirklich individuelles Mitbringsel.

PFLEGENDER SEIFENBADEBALL

Seifenbadebälle sind nicht nur für Badefreunde super, sie können auch als Körperseife mit in die Dusche genommen werden. Am besten, du arbeitest beim Herstellen noch eine Kordel mit ein, das sieht schön aus und ist praktisch zum Aufhängen.
In der Badewanne kann ein Seifenbadeball zwei- bis dreimal verwendet werden. Du solltest die Seife allerdings nicht in der Badewanne oder Dusche liegen lassen und sie nach jeder Verwendung trocken lagern. Dann ist sie viel ergiebiger. Du kannst die Badebälle vor dem Gebrauch in Stoffbeutel aus Jute, Organza, Baumwolle, Seide oder Schafwolle einpacken. Direkt mit dem Beutel und der Seife darin den Körper einseifen, das ergibt zusätzlichen, dichten Schaum. Die Seife verbraucht sich dann auch langsamer.

- 40 g Naturseife
- 5 g Milchpulver
- 5 g Hafer, gemahlen
- 5 g Natron
- 5 Tropfen reines ätherisches Bergamotteöl
- 1 Handvoll Ringelblumenblüten, getrocknet

» Die Naturseife mit der Küchenreibe auf einem Teller zu feinen Seifenflocken reiben.
» Alle Zutaten außer den Ringelblumenblüten in einer Schüssel mischen.
» Zusammen verkneten und zu Badebällen ausformen.
» Die Seifenbälle in den getrockneten Ringelblumenblüten wälzen.

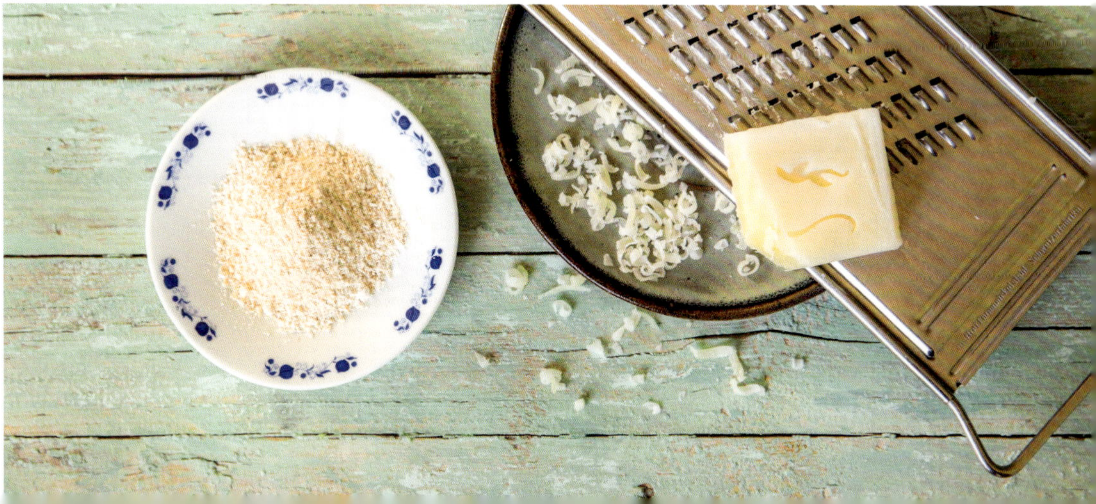

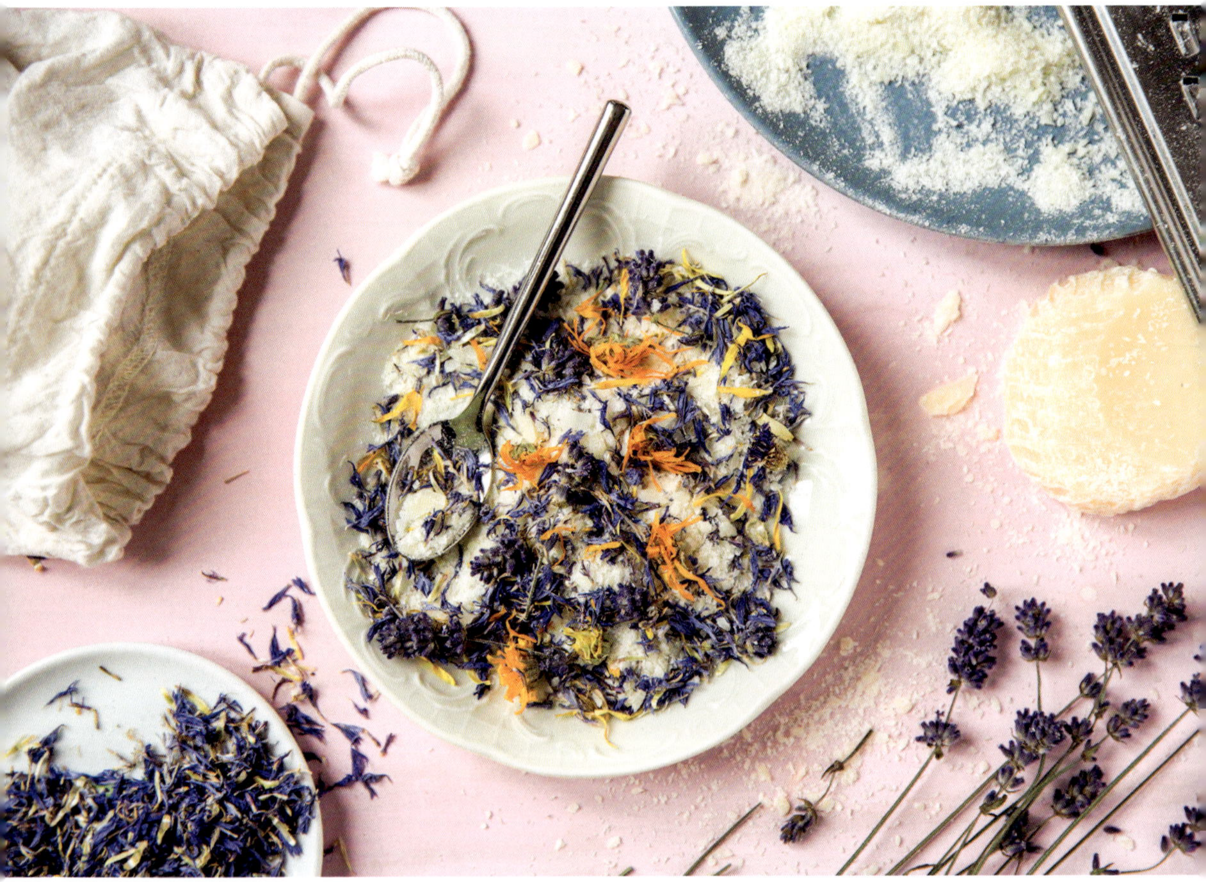

Seifen-Blütenbad

SEIFEN-BLÜTENBAD

- 40 g Naturseife
- 1 TL Ringelblumenblüten, getrocknet
- 1 TL Lavendelblüten, getrocknet
- 1 TL Kornblumenblüten, getrocknet
- 2 EL grobes Meersalz
- 5 Tropfen reines ätherisches Lemongrasöl
- 1 Baumwollbeutel

Durch das Lemongrasöl gibt das Blütenbad einen erfrischenden Duft ab, der müde Geister belebt.

» Die Naturseife mit einer Küchenreibe auf einem flachen Teller zu feinen Seifenflocken reiben.

» Alle Zutaten mischen und in einen feinen Baumwollbeutel füllen.

» Den Beutel gut mit einer Kordel verschließen, damit die Kräuter später nicht in der Badewanne herumschwimmen.

WEIHNACHTLICHE BADESEIFE

Mit dieser Badeseife duftet das ganze Badezimmer herrlich nach Vorweihnachtszeit.

- 50 g Naturseife
- ½ Zimtstange
- ½ Sternanis
- 2 Gewürznelken
- 1 Orangenscheibe, getrocknet
- 1 Organzabeutel

» Die Naturseife mit einer Küchenreibe auf einem flachen Teller zu feinen Seifenflocken reiben.
» Zimt, Sternanis und Nelken grob im Mörser zerstoßen.
» Den Organzabeutel mit den Gewürzen, den Seifenflocken und der Orangenscheibe füllen, gut verschließen und ins Badewasser legen.

BADESCHOKOLADE

Dieses Badeschokoladen-Rezept ergibt etwa 30 kleine Pralinenherzen. Die Haut wird samtig weich mit den herrlichen Zutaten.

- 1 EL Rosenblütenblätter, getrocknet
- 200 g Kakaobutter
- 40 g Sheabutter
- 30 g Molkepulver
- 5 Tropfen reines ätherisches Lavendelöl
- einige Herzformen (Pralinenformen aus Silikon eignen sich sehr gut)

» Die Rosenblütenblätter im Mörser pulverisieren.
» Die Kakaobutter und die Sheabutter in einem hitzebeständigen Glas sanft im Wasserbad schmelzen.
» Dabei ständig rühren.
» Molkepulver dazugeben und die Masse mit Lavendelöl beduften.
» Glas aus dem Wasserbad nehmen.
» Die Herzformen mit dem Rosenblütenpulver ausstreuen.
» Die Masse in die Formen füllen und 2–3 Stunden in die Gefriertruhe stellen.
» Badeschokolade aus der Form lösen und einige Tage nachhärten lassen, am schnellsten geht das Aushärten im Kühlschrank.

Die Badepralinen sind etwa 1 Jahr haltbar.

LEICHTES SPRUDELBAD

- 20 g Kakaobutter
- 100 g Zitronensäurepulver
- 200 g Natron
- 50 g Milchpulver
- 30 g Speisestärke
- 1 gehäufter TL Rosenblütenblätter, pulverisiert
- 60 g Olivenöl
- 10 Tropfen reines ätherisches Zitronenöl
- Badekugelformen

Kinder lieben dieses Sprudelbad. Es ist mit einem feinen Hauch Zitronenduft abgerundet. Zitronensäure kannst du in Pulverform kaufen. Achte aber darauf, dass sie für Lebensmittel und Kosmetik geeignet ist. Zitronensäure und Natron bewirken den leicht sprudelnden Effekt in der Badewanne.

- » Die Kakaobutter in einem hitzebeständigen Glas im Wasserbad schmelzen.
- » Das Glas aus dem Wasserbad nehmen.
- » Zitronensäure, Natron, Milchpulver, Speisestärke und Rosenblüten in einer großen Schüssel mischen.
- » Kakaobutter zu den Zutaten geben, dabei ständig rühren.
- » Olivenöl und Zitronenöl vorsichtig zur Mischung rühren.
- » Mit Handschuhen die recht trockene Masse lange kneten, bis sie sich leicht feucht anfühlt.
- » Die beiden Hälften der Badekugelformen gut mit der Masse füllen und fest zusammendrücken, so dass sich Kugeln ergeben. Die Formhälften anschließend wieder vorsichtig von den Badekugeln entfernen.
- » Eine Nacht lang austrocknen lassen.

Wenn sich die Kugeln nicht formen lassen, vorsichtig tröpfchenweise Olivenöl dazugeben. Falls es immer noch zu trocken ist (und um vorzeitige Sprudeleffekte auszuschließen), sprühst du die recht trockene Masse mit 40%igem Weingeist ein. Dann lässt sie sich formen.

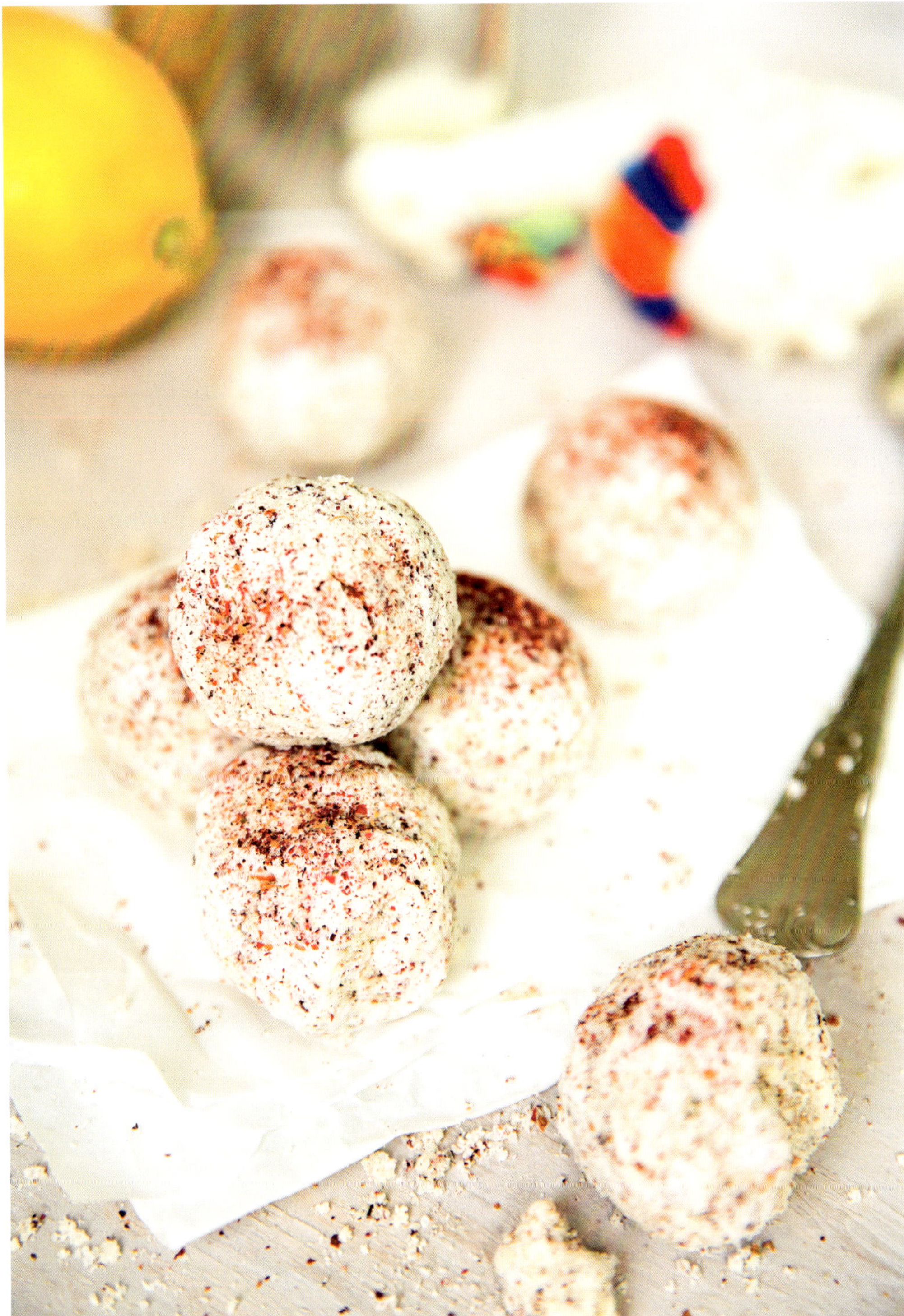

Leichtes Sprudelbad

LUXURIÖSE KÖRPERBUTTER

- 50 g Sheabutter
- 30 g Kakaobutter
- 10 g Kokosöl
- 10 g Olivenöl
- Schraubdeckelglas mit 100 ml Volumen

Wer noch mehr Pflege nach Bad und Dusche braucht, ist mit diesem Rezept gut beraten. Die richtig reichhaltige Bodybutter ist sehr wohltuend bei trockener, schrundiger Haut, sogar an Händen und Füßen. Kakaobutter fördert die Festigkeit der Creme und schützt die Haut. Sie enthält Antioxidantien, Triterpenalkohole und Phytosterole. Diese wirken antibakteriell und wundheilend. Kakaobutter beruhigt außerdem strapazierte Haut. Sie hat ein interessantes, schokoladiges Aroma, macht die Haut weich und lässt sich gut verteilen.

» Sheabutter, Kakaobutter und Kokosöl in einem hitzebeständigen Glas im Wasserbad unter ständigem Rühren sanft schmelzen. Beim Schmelzen die Kakaobutter nicht zu heiß werden lassen, sonst wird sie grieselig.
» Das Glas aus dem Wasserbad nehmen.
» Das Olivenöl hinzufügen und verrühren.
» In ein Schraubdeckelglas füllen und nach dem Erkalten mit dem Deckel verschließen.

Die Körperbutter ist bei Zimmertemperatur 6 Monate haltbar.

Körperbutter – die Alternative zu Cremes und Lotionen

Körperbutter besteht hauptsächlich aus Ölen und Shea- oder Kakaobutter. Der Unterschied zu den Gesichtscremes besteht darin, dass keine Wasserphase gebraucht wird. So kannst du die Körperbutter viel länger bei Zimmertemperatur aufbewahren. Sehr trockene Hände oder Gesicht freuen sich zudem über diesen reichhaltigen Pflegeschatz. Falls du zu den Nichtcremern gehörst und trotzdem mit sehr trockener Haut zu kämpfen hast, löse dir eine kleine Menge davon im Badewasser auf und verwöhn deine Haut und Seele in der Badewanne. Aber Vorsicht: Die Badewanne wird durch die reichhaltigen Öle sehr rutschig.

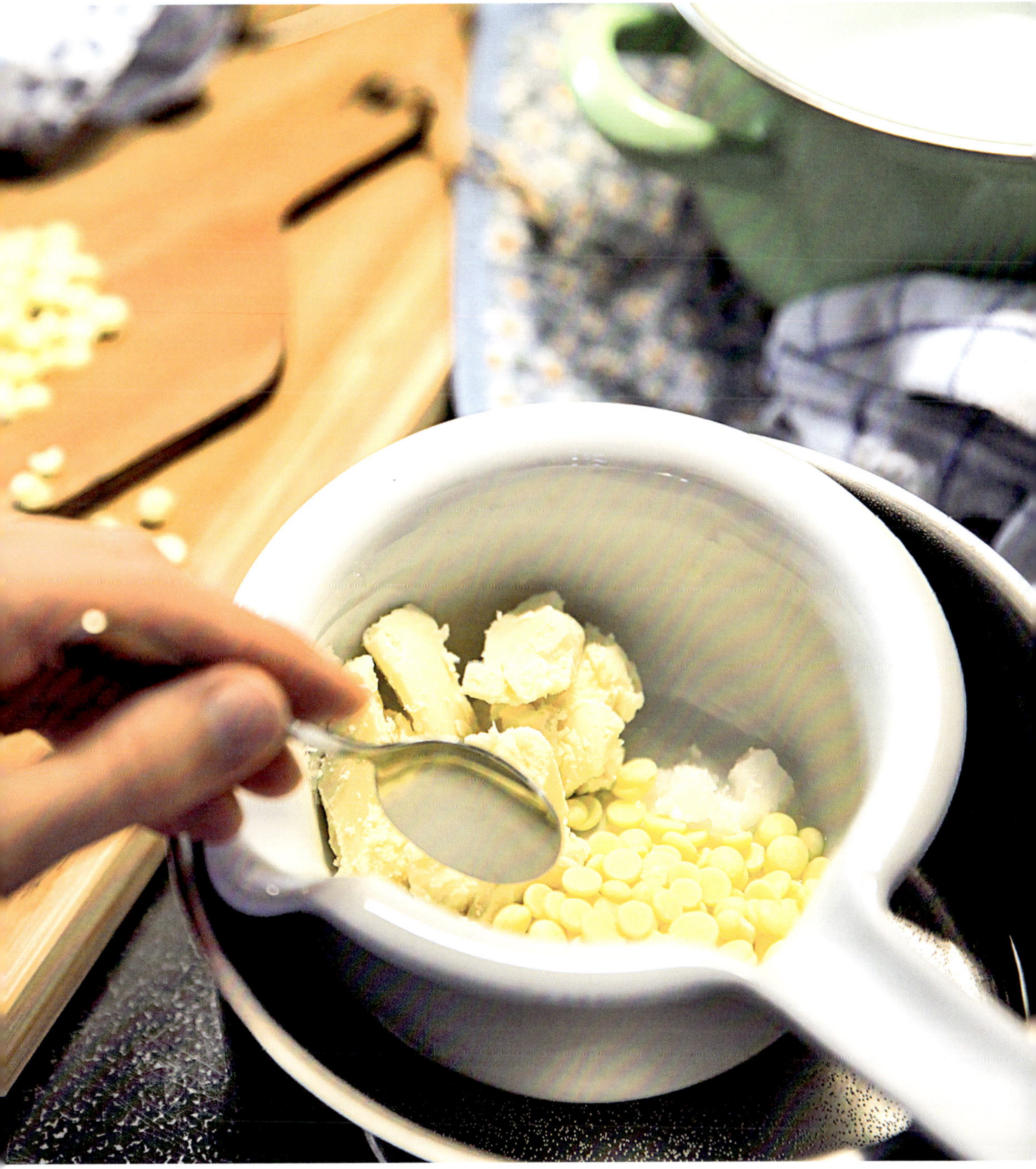

Körperbutter

DUFT UND DEO

Wie erholsam ist es für die Seele, den Duft einer gemähten Heuwiese, von frischen Kräuter im eigenen Garten oder den erdigen Duft des Waldes zu erleben und zu genießen. In der Kosmetik ist die Nase ebenfalls ein wichtiges Organ. Bevor wir eine Seife oder andere Kosmetikprodukte in die Hand nehmen, riechen wir daran. Es entstehen Bilder in unserem Kopf, Erinnerungen werden wach und unsere Gefühle werden angesprochen. Entweder wir mögen den Duft oder eben nicht. Wir rümpfen die Nase bei schlechtem Duft oder bekommen gute Laune bei einem ansprechenden Duft. Es gibt zweierlei Arten: die natürlichen Düfte, die von Tieren oder Pflanzen stammen, und die synthetischen.

Wenn du dein Deo, deine Körper- und Gesichtscreme oder deine Körperreinigungsartikel mit natürlichen Zutaten beduften möchtest, sind reine ätherische Öle am besten geeignet. Ätherische Öle sind hoch konzentrierte, wirkungsvolle Essenzen, die u. a. durch Wasserdampfdestillation gewonnen werden. Sie haben Einfluss auf unser Wohlbefinden, und je nach Pflanzenart können sie in der Aromatherapie medizinisch eingesetzt werden. Ihre Wirksamkeit auf den Menschen ist mittlerweile wissenschaftlich nachgewiesen, und es konnten schon viele medizinische Erfolge verbucht werden.

Weil sie auch Reizungen auslösen können, solltest du sie vorsichtig verwenden. Die unverdünnten Öle sind meistens zu stark für die Anwendung, also verdünnst du sie immer. Auch solltest du selbst hergestellte Deos erst mal an kleinen Hautstellen testen, um spätere Hautreaktionen auszuschließen.

Beim Einkauf von qualitativ guten, reinen ätherischen Ölen sind immer das Herkunftsland, der wissenschaftliche und der deutsche Name der Pflanze und die Chargennummer auf dem Etikett zu erkennen. Wenn du bei der Qualität eines gekauften reinen ätherischen Öles sicher sein willst, gib 2 Tropfen auf ein Zeitungspapier und lass es trocknen, es darf kein Fettfleck zu sehen sein. Ein zusätzlicher Trick: Lege das ätherische Öl eine Nacht lang in die Gefriertruhe – reine Öle sind klar und dürfen nicht gefrieren.

Von guten und schlechten Düften

Kannst du dich selbst riechen? Es gibt wenige Menschen, die das können. Selbst nach dem Sport oder sonstigem ausgiebigem Schwitzen stinkt der Körper nicht sofort. Das, was wir bei anderen riechen, ist oft alter Schweiß, der in Kleidern festsitzt. Sportkleidung sollte meiner Meinung nach immer bei 60 °C gewaschen werden, um alten Schweiß zu entfernen. Wer so stark riecht, dass es seinen Mitmenschen auffällt, sollte einen Arzt konsultieren, um krankheitsbedingte Ursachen auszuschließen.

DEOS UND DEOCREMES

Unsere Achseln sind sinnvollerweise mit vielen Schweißdrüsen, Talgdrüsen, Haarwurzeln und Lymphknoten ausgestattet. Sie sind ein empfindlicher Teil unseres Körpers, deshalb solltest du sorgfältig darauf achten, dass keine schädigenden Stoffe auf die Haut kommen. Auch bei ätherischen Ölen solltest du vorsichtig sein. Teste ein Deo immer zuerst an einer kleinen Stelle auf der Haut.

Deospray mit Pfefferminze

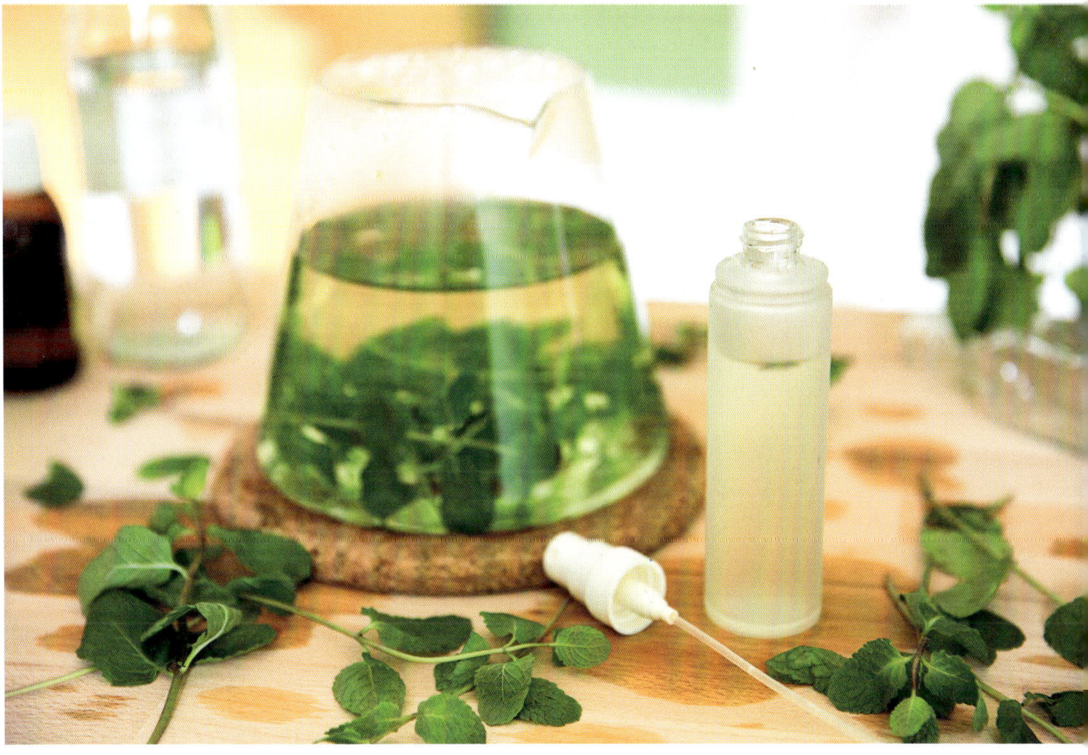

DEOSPRAY MIT PFEFFERMINZE

- 1 TL Pfefferminzeblätter, getrocknet
- 40 g Wasser
- 5 g Aloe-Vera-Frischsaft
- 10 g Weingeist, 40%ig
- 5 Tropfen reines ätherisches Pfefferminzöl
- leere Pumpsprayflasche

Dieses Deospray wirkt nicht nur unter den Achseln, sondern kann auch am übrigen Körper aufgesprüht werden: Bei Insektenstichen kühlt und beruhigt es juckende Stellen und an heißen Tagen ist es eine erfrischende Abwechslung.

» Wasser im Wasserkocher aufkochen.
» Die Pfefferminzblätter in eine Tasse geben und mit 40 g nicht mehr kochendem Wasser überbrühen.
» 10 Minuten abgedeckt ziehen lassen und Blätter abseihen.
» Aloe-Vera-Frischsaft, Weingeist und das Pfefferminzöl zum abgekühlten Pfefferminztee geben und alles in eine Pumpsprayflasche füllen.

Durch den Weingeist als Konservierungsstoff ist das Deo etwa 4 Wochen bei Zimmertemperatur haltbar.

Statt Pfefferminze kannst du auch Salbei nehmen. An heißen Tagen ist Salbei eine schweißhemmende Alternative. Wenn du keinen Weingeist in Bioqualität zur Hand hast, kannst du gerne Wodka oder Korn verwenden.

ERDBEER-DEO

- 2–3 reife Erdbeeren
- 50 g Wasser
- 10 g Weingeist, 40%ig
- 5 Tropfen reines ätherisches Zitronenöl
- leerer 50-ml-Deo-Roller

Erdbeeren straffen, schützen und desodorieren die Haut.

» Die Erdbeeren klein schneiden, mit dem Wasser aufkochen, bis das Wasser eine rötliche Farbe angenommen hat (meist nach wenigen Sekunden). Die Erdbeeren abseihen und auffangen, die Erdbeeren dürfen aufgegessen werden.
» Den Deo-Roller mit 40 g Erdbeerwasser befüllen.
» Mit dem Weingeist auffüllen.
» Mit 5 Tropfen des reinen ätherischen Zitronenöls beduften.

Der Inhalt des Deos ist mindestens 10 Tage bei Zimmertemperatur haltbar.

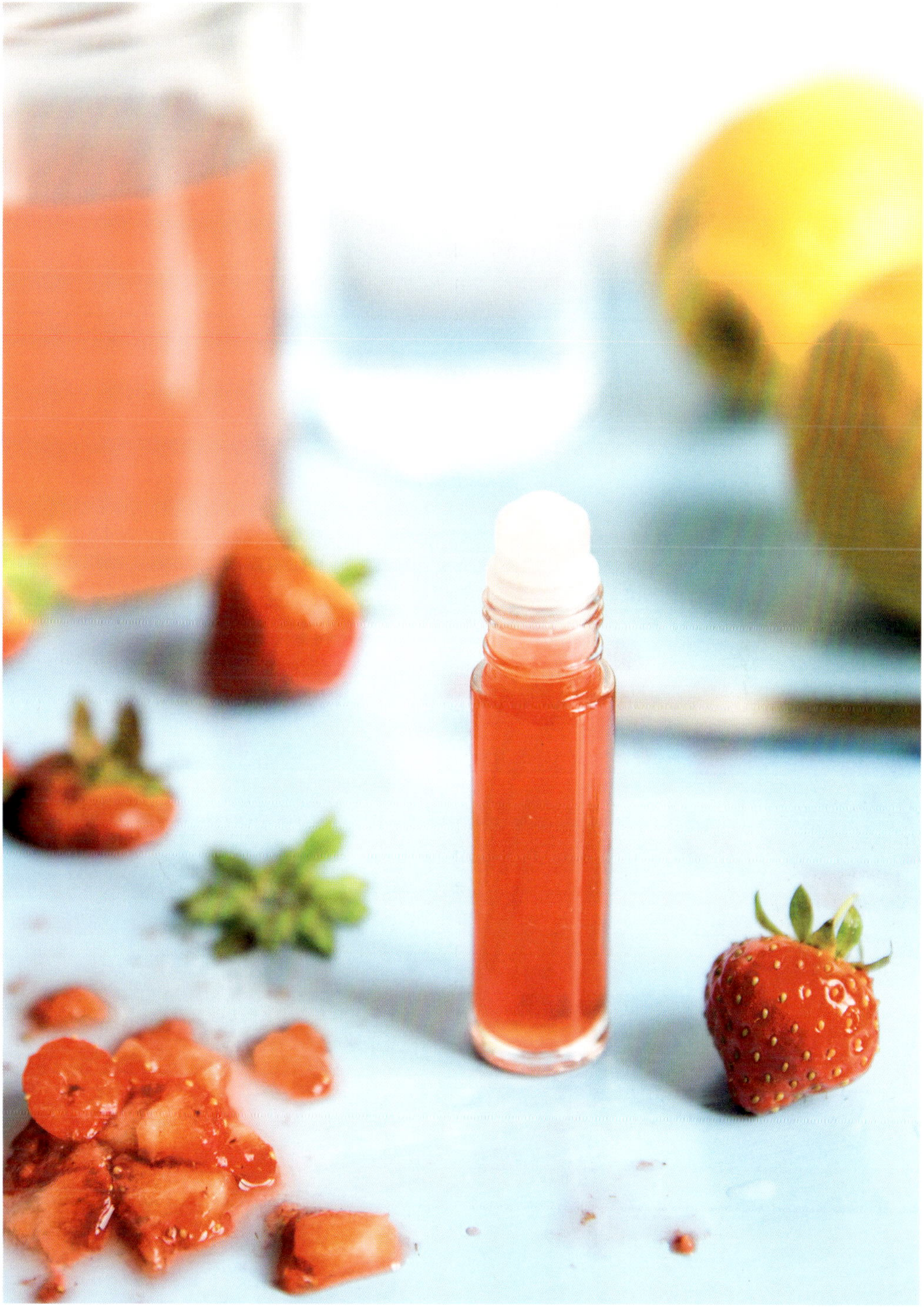

Erdbeer-Deo

HIMBEERESSIG-DEO

1 Handvoll Himbeeren, frisch oder tiefgekühlt und aufgetaut
100 ml Bio-Apfelessig
leere Pumpsprayflasche

Ein sommerlich erfrischendes Deo. Essig reduziert die Schweißbildung und der Essiggeruch verflüchtigt sich schnell.

- Himbeeren und Apfelessig in eine Weithalsflasche oder ein Glas mit Schraubverschluss füllen, verschließen und 1 Woche ausziehen lassen, dabei am besten mehrmals täglich schütteln.
- Abseihen und in eine Pumpsprayflasche füllen.

Der Inhalt des Deos hält etwa 12 Wochen bei Zimmertemperatur.

FLÜSSIGE DEOCREME

1 EL Salbeiblätter, getrocknet
15 g Jojobaöl
15 g Kokosöl
10 g Natron
5 Tropfen reines ätherisches Salbeiöl
leerer 50-ml-Deo-Roller

Salbei wirkt desodorierend und schweißhemmend. Die Konsistenz dieses Deos ist flüssig-cremig und es kann wunderbar in einen leeren Deo-Roller gefüllt werden.

- Die getrockneten Salbeiblätter zerkleinern.
- Salbeiblätter mit Jojobaöl und Kokosöl in einen Topf geben und die Fette bei kleinster Stufe schmelzen.
- Den Herd abschalten und das Gemisch noch ½–1 Stunde ziehen lassen.
- Die Salbeiblätter durch ein feines Teesieb abfiltrieren.
- Natron einrühren und Salbeiöl zugeben.
- Die fertige Deocreme in den Deo-Roller füllen.

Der Inhalt des Deos ist mindestens 4–6 Wochen bei Zimmertemperatur haltbar.

FESTE DEOCREME

Diese Creme pflegt die empfindliche Körperstelle unter den Achseln. Für einen Deo-Roller ist sie zu fest. Am besten wird sie in ein Glas mit Schraubverschluss gefüllt.

- 15 g Kakaobutter
- 1 EL Ringelblumenblüten, getrocknet
- 7 g Natron
- 10 g Sheabutter
- 15 g Kokosöl
- 15 g Jojobaöl
- 5 Tropfen reines ätherisches Grapefruitöl
- Schraubdeckelglas mit 60 ml Volumen

» Kakaobutter mit Ringelblumenblüten und Natron in einem hitzebeständigen Glas im Wasserbad unter ständigem Rühren schmelzen.
» Herd abschalten und die Mischung 30–60 Minuten ziehen lassen.
» Durch ein feines Teesieb filtrieren.
» Zimmerwarme Sheabutter und Kokosöl mit einem Schneebesen in einer kleinen Schüssel verrühren.
» Ringelblumen-Kakaobutter-Mischung, Jojobaöl und das Grapefruitöl unter die Sheabutter-Kokosöl-Mischung arbeiten.
» In ein Schraubdeckelglas abfüllen und verschließen.

Die Deocreme ist 4–6 Wochen bei Zimmertemperatur haltbar.

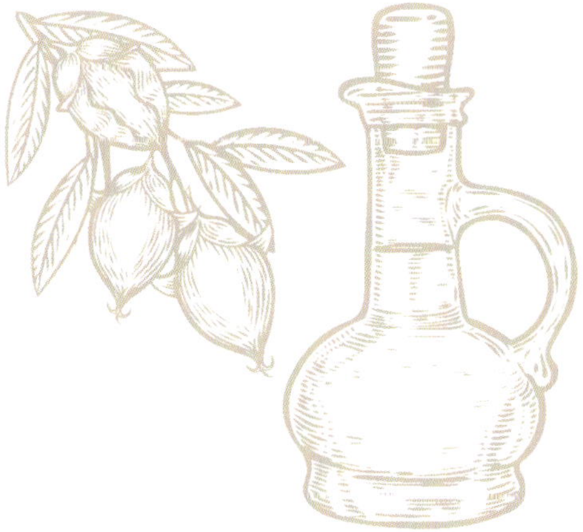

ALTERNATIVES FÜR GESUNDE ZÄHNE

Wer schöne Zähne hat, braucht sein Lächeln nicht zu verstecken. Viel Lachen ist ansteckend und beeinflusst unsere Lebensqualität positiv. Gesunde Zähne sind aber auch wichtig für den gesamten Organismus.

REINIGUNG FÜR MUND UND ZÄHNE

Es gelangen nach dem Zähneputzen trotz Ausspucken doch immer Reste der Zahnpasta in den Magen. Aus diesem Grund ist es wichtig, sich mit den Inhaltsstoffen der heutigen Zahnreinigungsmittel zu beschäftigen. Mit selbst hergestellten Zahnreinigungs- und Pflegemitteln wissen wir immer, was enthalten ist. Wir können gezielt das Zahnfleisch stärken, die Zahnhälse vor Kälte- und Hitzeempfindlichkeit schützen, den Zahnschmelz stärken und Parodontose stoppen. Die Zähne fühlen sich gereinigt und glatt an. Zähneputzen macht wieder Spaß. Die Zutaten können nach Vorlieben selbst zusammengestellt werden.
Bewährte Zutaten in der Zahnpflege sind Basilikum, Buchenasche, Curcuma, Heilerde, Honig, Honig-Haferseife, Ingwer, Kernseife, Kokosöl, Lavaerde, Lindenasche, Natron, Nelke, Olivenöl, Pfeffer, Pfefferminze, Rebholzasche, Ringelblume, Rosskastanie, Salbei, Xylit.

ÖLZIEHEN

1 TL Oliven-, Sonnenblumen-, Sesam- oder Kokosöl

In der ayurvedischen Medizin werden schon seit Jahrtausenden die empfindlichen Schleimhäute gezielt mit Mundspülungen trainiert. Für diese Ölziehkuren verwendet man hochwertige Pflanzenöle. Seit einigen Jahren werden diese Entgiftungskuren auch in Deutschland empfohlen.

- Jeden Morgen vor dem Frühstück natives Biopflanzenöl 5 Minuten im Mund hin und her spülen, von einer Seite zur anderen durch die Zähne ziehen und am Ende ausspucken.
- Mit klarem Wasser gründlich ausspülen, danach die Zähne putzen.

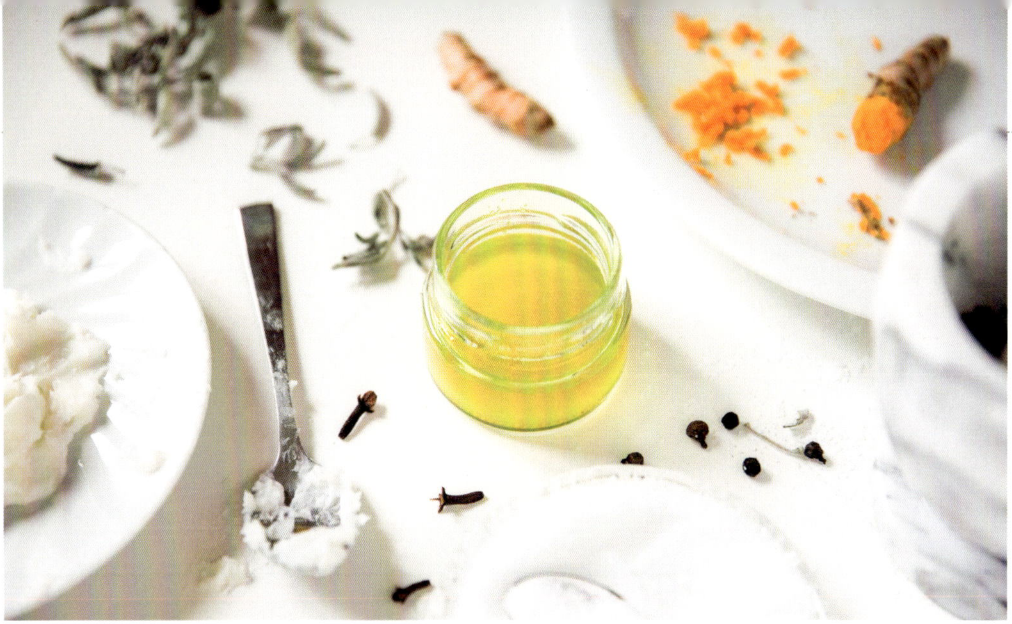

Zahncreme mit indischen Gewürzen

ZAHNCREME MIT INDISCHEN GEWÜRZEN

Curcuma, Nelken, Pfeffer und Salbei wirken entzündungshemmend und unterstützen eine gesunde Mundflora, die wichtig ist, um Karies vorzubeugen. Mit Curcuma werden die Zähne heller, aber es verfärbt die Zähne nicht. Kokosöl legt einen schützenden Film um die Zähne und um empfindliche Zahnhalse. Xylit (Birkenzucker) sorgt für eine gute Mundhygiene, es wirkt gegen Kariesbakterien im Mundraum und hat eine konservierende Wirkung auf die Zahncreme. Die Zahncreme mit indischen Gewürzen ist mein absolutes Lieblingsrezept. Ich putze mir mit dieser Zahncreme morgens und abends die Zähne und die Kälteempfindlichkeit meiner Zähne hat sich enorm verbessert.

- 4 g Curcuma, frisch
- 1 TL Salbei, getrocknet
- 7 ganze Nelken
- 2 Prisen schwarzer Pfeffer
- 40 g Kokosöl
- 10 g Xylit (Birkenzucker)
- Schraubdeckelglas mit 50 ml Volumen

» Das Curcuma-Rhizom so fein wie möglich zerkleinern.
» Den Salbei mit einem Messer zerhacken.
» Curcuma, Salbei, Nelken und Pfeffer grob mörsern.
» Das Kokosöl sanft in einem hitzebeständigen Glas im Wasserbad schmelzen. Dann das Glas aus dem Wasserbad nehmen.
» Die Gewürze in das noch warme Kokosöl geben.
» Die Mischung 9 Stunden bei Zimmertemperatur ziehen lassen.
» Die Mischung durch ein feines Sieb in das Schraubglas filtrieren.
» Den Xylit erst einrühren, wenn die Zahnpasta nicht mehr flüssig ist, sondern die Konsistenz einer Creme hat.
» Das Glas mit dem Deckel verschließen.

Bei Zimmertemperatur hält diese Gewürz-Zahncreme 6 Wochen.

Sollte die Zahnpasta im Sommer flüssig werden, einfach mit der Zahnbürste vor dem Benutzen umrühren.

GUTES FÜR KOPFHAUT UND HAARE

Kraftvolle und glänzende Haare sind ein Spiegel unseres körperlichen Wohlbefindens und unserer Seele. Sind wir körperlich oder seelisch angeschlagen, sind die Haare oftmals matt, kraftlos und strähnig oder sogar richtig störrisch. Aber ein ausgeglichener Lebensstil ist nicht nur für unsere Seele, unseren Körper und unsere Haut förderlich, sondern sogar für kraftvolle Haare.

Grundvoraussetzung für gesunde Kopfhaut und somit für gesundes Wachstum der Haare sind ausreichend Schlaf, ausgewogene Ernährung und Vermeidung von negativem Stress. Auch Stoffe, die von unserem Körper nicht ausgeschieden werden können, lagern sich direkt in Nägeln und Haaren ab.
Bei der Haarpflege gibt es einige Dinge, die du beachten solltest. Naturfriseure empfehlen die Kopfhaut täglich mit einer Haarbürste aus Schweineborsten zu massieren. Die Durchblutung wird angeregt, Ablagerungen werden wie beim Peeling entfernt und die Talgdrüsen werden reguliert. Fettige Haare fetten weniger nach. Der Talg der Kopfhaut verteilt sich sogar in trockenen Haaren besser, sie werden nicht mehr so schnell spröde. Die Erfahrung zeigt, dass das Bürsten der Kopfhaut vor dem Haarewaschen am effektivsten ist. Die Haare lassen sich anschließend besser kämmen.
Und noch etwas: Zu heißes Wasser beim Waschen oder heiße Fönluft lassen die Haare spröde werden. Deswegen solltest du sie lieber mit lauwarmem bis kaltem Wasser ausspülen und an der Luft trocknen lassen, anstatt zu föhnen. Die Haare bekommen so mehr Glanz. Nach dem Haarewaschen drückst du die einzelnen Strähnen der nassen Haare am besten mit einem Handtuch sanft aus, das strapaziert die Haaroberfläche nicht so sehr.

Haarpflege in alter Zeit

Früher haben sich die Menschen mit dem gewaschen, was sie hatten. Schnell haben sie bemerkt, dass es Kräuter gibt, die in Verbindung mit Wasser Schaum abgeben und reinigend wirken, zum Beispiel Seifenkraut oder Efeu. Selbst Roggenmehl reinigt unsere Haare wunderbar. Kernseife, die damals hauptsächlich aus tierischen Fetten hergestellt wurde, diente allgemein als Haarreinigungsmittel. Mit Milch, Butter, Eiern oder Honig wurden die Haare gepflegt.

SHAMPOOS

Marktübliche Flüssigshampoos mit vielen Zusätzen können die Kopfhaut entfetten. Die Talgdrüsen produzieren permanent Fett nach und die Haare müssen täglich gewaschen werden. Um die Talgdrüsen dazu zu bringen, nur noch selten Fett herzustellen, braucht es eine Umstellungsphase, die oft sehr lange dauern kann. Natürliche Mittel unterstützen die Kopfhaut mit ihren guten Zutaten in dieser Zeit. Ist diese Umgewöhnung vorbei, brauchen die Haare nur noch ein- bis zweimal pro Woche gewaschen zu werden. Die Haare werden fülliger und glänzender. Sie sehen einfach schön aus.
Eine kopfhautentspannende Unterstützung in dieser Zeit ist die ayurvedische Ölkur, die du höchstens ein- bis zweimal im Jahr in einer freien, ruhigen Zeit anwenden solltest. Du massierst die Kopfhaut mit Kokosöl ein und wäschst es erst nach etwa 4 Tagen wieder aus. In dieser Zeit solltest du öfter mit einer Naturbürste sanft die Kopfhaut bearbeiten. Diese Anwendung tut der Kopfhaut wirklich gut.
Um Shampoos selbst zu rühren, brauchst du eine Shampoo-Grundlage. Diese kannst du in der Apotheke bekommen. Wer gerne alles naturbelassen haben möchte, ist mit einer guten Naturseife als Shampoo-Grundlage gut bedient. Die Shampoos mit Naturseifen schäumen sehr gut, reinigen und pflegen.

HONIG-SHAMPOO

- 80 g Wasser
- 10 g Honigseife (Naturseife)
- 5 g Honig
- Schraubdeckelglas mit 100 ml Volumen

Honig ist ein besonderes Highlight der Natur. Er nährt die Kopfhaut, spendet ihr Feuchtigkeit und pflegt sie. Auf diese Weise kann er Juckreiz bei zu trockener Kopfhaut lindern. Mit seinen vielen hochwertigen Inhaltsstoffen stärkt und pflegt Honig das Haar und wirkt entzündungshemmend auf die Kopfhaut.

- Das Wasser abkochen und beiseite stellen.
- Die Honigseife mit der Küchenreibe in eine Rührschüssel hinein zu feinen Seifenflocken reiben.
- Den Honig und abgekochtes, warmes Wasser über die Honigseife geben.
- Mit dem elektrischen Handrührgerät schaumig schlagen.
- Das Shampoo in ein Schraubdeckelglas füllen und verschließen.

Das Shampoo kann sofort verwendet werden. Es ist aber auch bis zu 14 Tage bei Zimmertemperatur haltbar.

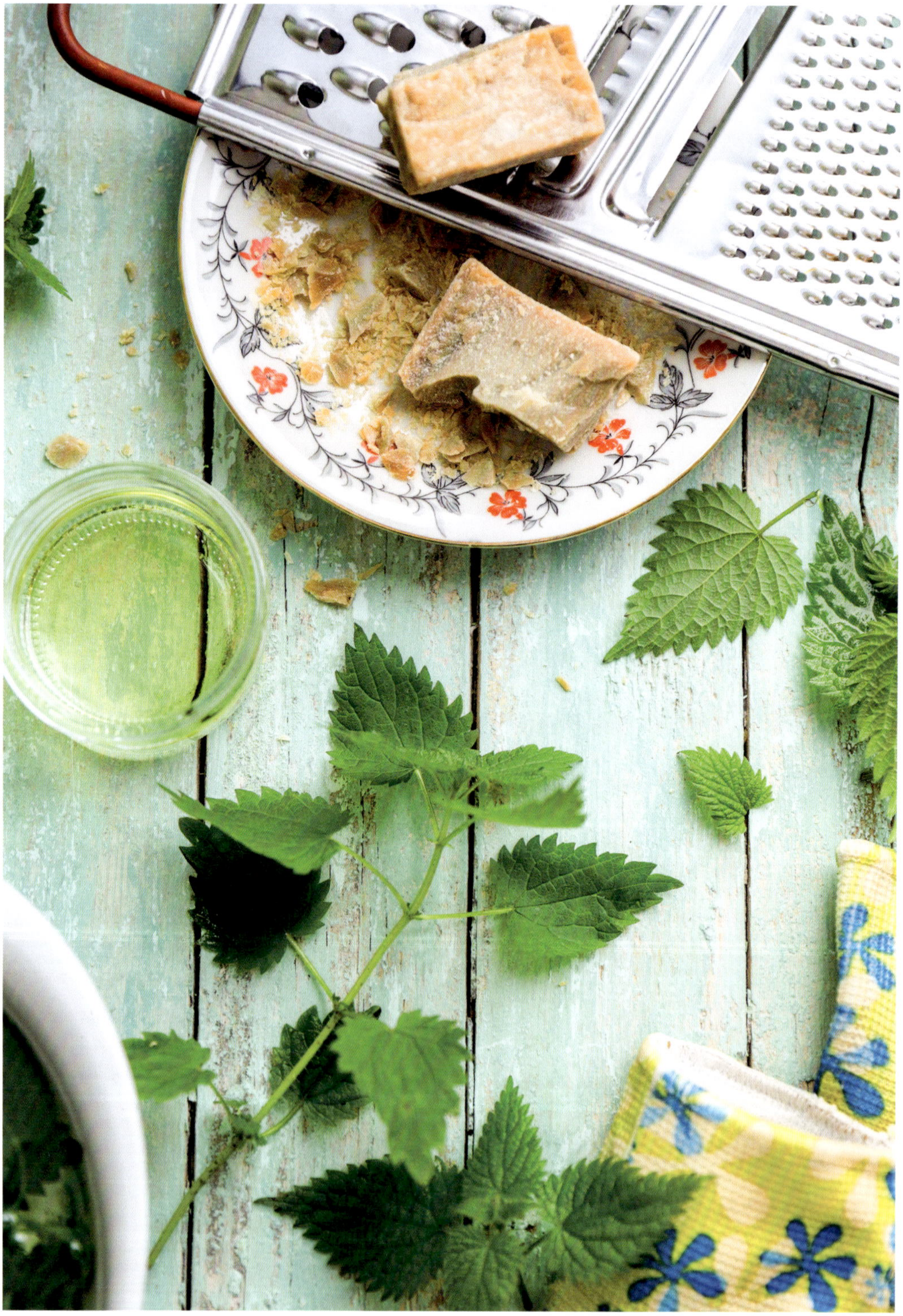

Brennnessel-Shampoo

BRENNNESSEL-SHAMPOO

Die Inhaltsstoffe der Brennnesselblätter regenerieren die Kopfhaut und stärken die Haare. Traubenkernöl und Naturseife pflegen und spenden Feuchtigkeit. Mit diesem Shampoo fühlen sich die Haare sauber und weich an.

- 10 g Naturseife
- 60 g Wasser
- 1 EL Brennnesselblätter, getrocknet
- 5 g Traubenkernöl
- Schraubdeckelglas mit 100 ml Volumen

» Naturseife mit der Küchenreibe in eine Rührschüssel hinein zu feinen Seifenflocken reiben.
» Das Wasser aufkochen und etwas abkühlen lassen.
» Brennnesselblätter in einer Tasse mit dem nicht mehr kochenden Wasser übergießen.
» 10–15 Minuten abgedeckt ziehen lassen.
» Mit einem Küchensieb die Brennnesseln abseihen.
» Den noch warmen Brennnesselsud über die Seifenflocken gießen und mit dem elektrischen Handrührgerät schaumig schlagen.
» Langsam das Traubenkernöl einfließen lassen, kurz weiterrühren.
» Das Shampoo in ein Schraubdeckelglas füllen und verschließen.

Das Brennnessel-Shampoo ist bei Zimmertemperatur 4 Wochen haltbar.

Sollten sich die Zutaten der selbst gerührten Shampoos absetzen, ist das kein Qualitätsfehler. Vor Gebrauch einfach kurz aufschütteln oder umrühren.

ZIEGENMILCH-SHAMPOO

Mit seinen 3,9 % Fett ist Ziegenmilch hoch pflegend für trockene Kopfhaut und Haare. Daher ist das Shampoo für trockene Haare ein reichhaltiges und nährendes Pflegeprodukt, das du alle paar Wochen anwenden kannst. Auch Lavendel tut bei trockener, empfindlicher Kopfhaut besonders gut.

- 30 g Ziegenmilchseife (Naturseife)
- 100 g Ziegenmilch
- 20 g Aloe-Vera-Frischsaft
- 5 Tropfen reines ätherisches Lavendelöl
- Schraubdeckelglas mit 150 ml Volumen

» Die Ziegenmilchseife mit der Küchenreibe in eine Rührschüssel hinein zu feinen Seifenflocken reiben.
» Die Ziegenmilch schwach erhitzen, über die Seifenflocken geben und mit dem elektrischen Handrührgerät verrühren.
» Aloe-Vera-Frischsaft dazugeben und weiterrühren bis alles eine einheitliche Masse ergibt.
» In ein Schraubdeckelglas füllen und verschließen.

Bei Zimmertemperatur ist dieses Shampoo etwa 5 Tage haltbar.

ERDBEER-SHAMPOO

- 30 g Erdbeeren, frisch
- 15 g Zitronensaft
- 100 g Ziegenmilch
- 30 g Naturseife
- Schraubdeckelglas mit 200 ml Volumen

Bei langen Haaren reicht die Zutatenmenge für eine Anwendung.

Wenn du sehr trockene Haare hast, solltest du immer mal wieder eine Erdbeershampoo-Zeit einlegen. Reich an Antioxidantien, Vitamin C, Mineralien, Kieselsäure, Mangan und desinfizierender Salicylsäure, sind Erdbeeren unschlagbar in der grünen Kosmetik. Es gibt kaum ein Obst, das den Haaren so guttut. Die Haare werden mit diesem Shampoo weich und geschmeidig.

- Die Erdbeeren mit dem Zitronensaft aufkochen lassen und sobald sie weich sind, mit dem Pürierstab in einem hohen, schmalen Gefäß zu Erdbeerpüree verarbeiten.
- Die Ziegenmilch in einem Topf schwach erhitzen.
- Die Naturseife mit einer Küchenreibe auf einem flachen Teller zu feinen Seifenflocken reiben. In ein hohes, schmales Gefäß geben.
- Mit der noch warmen Ziegenmilch übergießen und mit dem Pürierstab pürieren.
- Das Erdbeer-Zitronen-Püree dazugeben und weiterpürieren bis alle Zutaten eine schöne Konsistenz haben.
- In ein Schraubdeckelglas füllen und verschließen.

Das Shampoo ist etwa 5 Tage bei Zimmertemperatur haltbar.

ALOE-VERA-SHAMPOO

- 30 g Naturseife
- 80 g Aloe-Vera-Frischsaft
- ½ TL Zitronensaft
- Schraubdeckelglas mit mindestens 110 ml Volumen

Bei langen Haaren reicht die Zutatenmenge dieses Rezepts für eine Anwendung.

Als Wundermittel aus der Natur gepriesen, ist Aloe Vera aus der Naturkosmetik nicht mehr wegzudenken. Sie lindert, kühlt, pflegt und schützt unsere Zellen. Tägliches Einmassieren der Kopfhaut mit Aloe Vera reduziert die Fettproduktion der Talgdrüsen. Die Kopfhaut normalisiert und regeneriert sich.

- Die Naturseife mit einer Küchenreibe in eine Rührschüssel hinein zu feinen Seifenflocken reiben.
- Aloe-Vera-Frischsaft leicht erwärmen, über die Seifenflocken gießen und mit dem elektrischen Handrührgerät schaumig schlagen.
- Den Zitronensaft zu der flüssigen Seife geben.
- Weiterrühren bis aus allen Zutaten eine schöne Masse entstanden ist.
- In ein Schraubdeckelglas füllen und verschließen.

Das Shampoo ist bei Zimmertemperatur etwa 14 Tage haltbar.

BIRKEN-SHAMPOO

Birkenblätter sind bekannt als Hausmittel für die Haare. Du erntest sie am besten im April und Mai und legst sie zum Trocknen an einen schattigen und luftigen Ort. Birkenblätter wirken reinigend und stärkend für die Kopfhaut, das Haar wird glänzend. Sie haben sich bei schuppigen, fettigen Haaren und sogar Haarausfall bewährt. Eine Spülung mit Birkentee (Seite 30) kann der Kopfhaut guttun.

- 70 g Wasser
- 1 EL Birkenblätter, getrocknet
- 20 g Naturseife
- 1 EL Molkepulver
- 4 g Jojobaöl
- Schraubdeckelglas mit 100 ml Volumen

Bei langen Haaren reicht die Zutatenmenge für eine Haarwäsche.

- Das Wasser zum Kochen bringen.
- Die Birkenblätter in einer Tasse mit dem kochenden Wasser überbrühen.
- 10 Minuten ziehen lassen und dabei abdecken, damit die wenigen ätherischen Öle im Tee bleiben.
- Die Blätter des Tees entfernen und den Tee weiterverwenden.
- Die Naturseife mit der Küchenreibe in eine Rührschüssel hinein zu feinen Seifenflocken reiben.
- Mit dem Tee übergießen.
- Mit einem elektrischen Handrührgerät auf höchster Stufe die Seife mit dem Birkentee schaumig schlagen.
- Molkepulver und Jojobaöl dazugeben und weiterschlagen bis eine schaumige Masse entstanden ist.
- In ein Schraubdeckelglas abfüllen und verschließen.

Das Shampoo ist 3 Wochen bei Zimmertemperatur haltbar.

MÄNNERSHAMPOO MIT BIER

- 30 g Bierseife (Naturseife)
- 80 g Bier
- 5 g Jojobaöl
- 1 TL Zitronensaft
- 5 Tropfen reines ätherisches Zitronenöl
- Schraubdeckelglas mit mindestens 120 ml Volumen

Bier mit seinen Inhaltsstoffen Hefe und Vitamin B ist stärkend für Haut, Haar und besonders für die Kopfhaut. Es kräftigt die Haare und verleiht ihnen Glanz.

» Die Bierseife mit einer Küchenreibe in eine Rührschüssel hinein zu feinen Seifenflocken reiben.
» Das Bier über die Bierseife geben und mit dem elektrischen Handrührgerät aufschlagen.
» Jojobaöl, Zitronensaft und Zitronenöl dazugeben.
» In ein Schraubdeckelglas abfüllen, mit dem Deckel verschließen.

Das Shampoo reicht bei kurzen Haaren für etwa 3 Anwendungen und ist 2 Wochen bei Zimmertemperatur haltbar.

Sollten sich die Zutaten absetzen, das Shampoo von Zeit zu Zeit umrühren.

EFEU-SHAMPOO

- 10 g Kernseife
- 2 g Efeublätter, zerkleinert
- etwa 60 g Wasser
- Glas mit 100 ml Volumen

Efeublätter enthalten Saponine, die einen schäumenden Effekt haben. Die Haare und die Kopfhaut fühlen sich sauber an, zudem hat das Shampoo eine pilzhemmende Eigenschaft. Du solltest das Efeu-Shampoo nicht zu oft anwenden, höchstens einmal pro Monat, denn es entfettet die Kopfhaut auf Dauer zu sehr. Efeu ist das ganze Jahr über frisch verfügbar.

» Die Kernseife mit einer Küchenreibe in eine Rührschüssel hinein zu feinen Seifenflocken reiben.
» Efeublätter dazugeben.
» Das Wasser zum Kochen bringen und über den Efeu und die Seifenflocken gießen.
» Mit dem elektrischen Handrührgerät schaumig rühren.
» In ein Glas abfüllen.

Das Shampoo ist für den sofortigen Verbrauch bestimmt und nicht zur Lagerung geeignet.

Bei der echten Kernseife wurden das hautfreundliche Glycerin und das Fett ausgesalzen. Deshalb enthält Kernseife keine hautpflegenden Eigenschaften mehr und sollte für Haut und Kopfhaut nur alle paar Wochen angewandt werden. Eine gute Kernseife ist auf Pflanzenölbasis hergestellt und hat keine lange Zutatenliste.

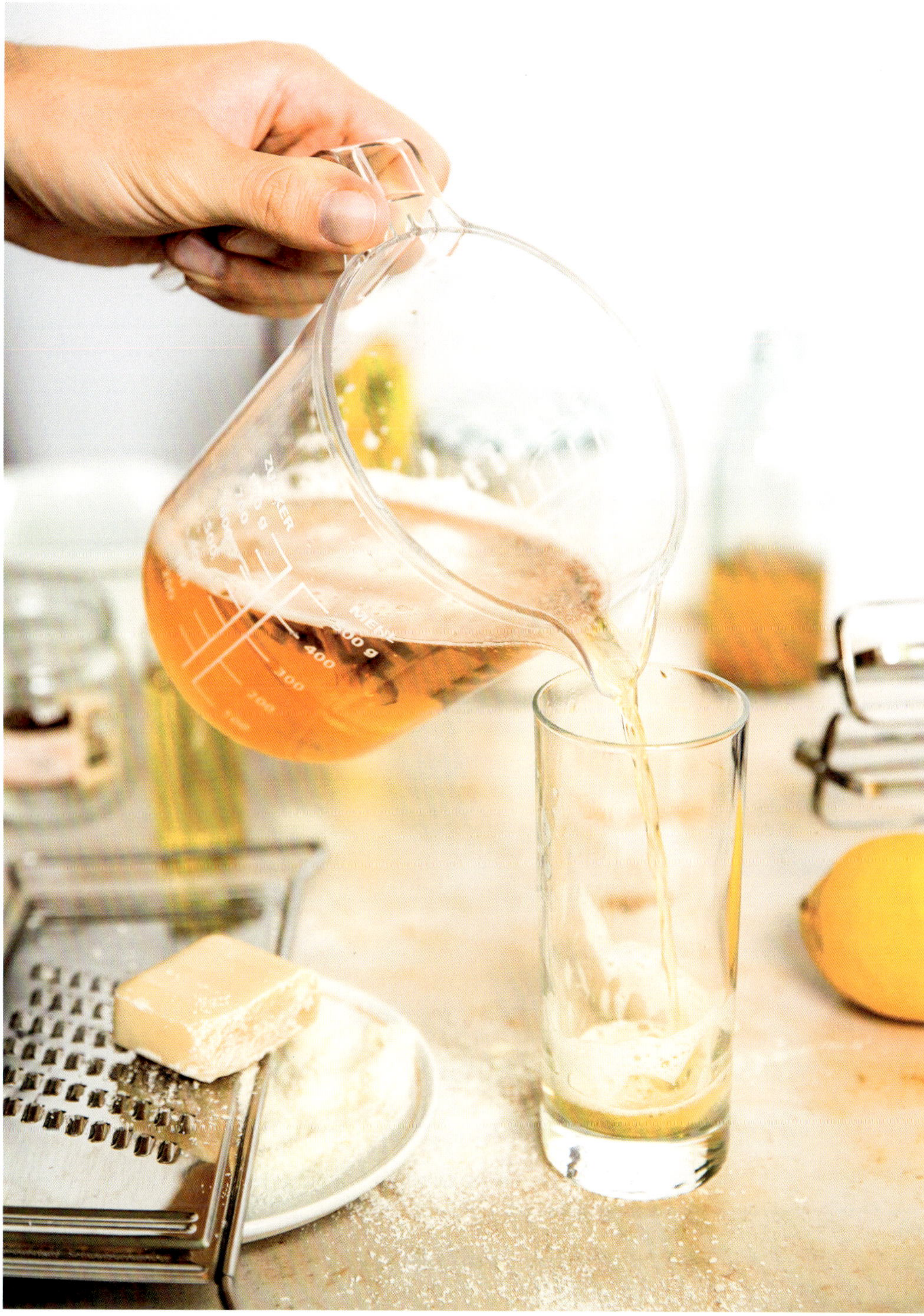

Männershampoo

ROGGEN-SHAMPOO

300 g Wasser

5 EL Roggenmehl

Diese Menge reicht für eine einmalige Anwendung.

In Roggenmehl ist wenig Klebereiweiß (Gluten) oder auch Stärke enthalten, darum bildet es keinen „Kleister“ im Haar. Es ist sogar bei gereizter, strapazierter Kopfhaut empfehlenswert. Ich verwende am liebsten das volle Korn des Getreides, darin sind alle B- und E-Vitamine, Mineralstoffe und Spurenelemente enthalten. Es kann jeder Roggenmehltyp verwendet werden. Der frisch angerührte Roggenteig darf eine Standzeit von 1 Stunde bis zu 10 Stunden vor der Anwendung erhalten. Während der Gärzeit wird Milch- und Essigsäure gebildet, die unsere Kopfhaut pflegen und sogar fettige Haare gründlich reinigen. Roggenmehl enthält deutlich mehr Schleimstoffe als andere Getreidesorten, deshalb ist es auch für trockene Haare geeignet. Beim Duschen entsteht ein positiver Nebeneffekt: Die übrige Haut des Körpers wird samtig weich.

- Das Wasser abkochen.
- Das nicht mehr kochende Wasser mit dem Roggenmehl in einer Glasschüssel vermischen und mindestens 2 Stunden stehen lassen.
- Am besten mit einem sauberen, trockenen Tuch abdecken.
- Den Teig in den Haaren und auf der Kopfhaut verteilen und sanft einmassieren, dabei nicht zu stark reiben, das strapaziert die Kopfhaut zu sehr.
- Der Roggenteig muss sehr gut aus den Haaren ausgespült werden, sonst können Ablagerungen vom Roggenmehl nach einiger Zeit von der Kopfhaut rieseln.

Das Shampoo ist für den sofortigen Verbrauch bestimmt und nicht zur Lagerung geeignet.

ROGGEN-SHAMPOO MIT FRÜHLINGSKRÄUTERN

Dieses Roggen-Shampoo wirkt belebend, regenerierend und erfrischend. Man braucht die Haare nach einer Anwendung einige Tage nicht zu waschen.

- 4 junge Birkenblätter, frisch
- 4 Salbeiblätter, frisch
- 4 junge Löwenzahnblätter, frisch
- 150 g Wasser
- 2,5 EL Roggenmehl

- Frische Kräuter und Blätter in der Natur und im Garten sammeln.
- Das Wasser abkochen.
- Die Kräuter klein hacken und in eine Tasse geben.
- Mit dem nicht mehr kochenden, aber heißen Wasser überbrühen, zudecken und 10 Minuten ziehen lassen, dann durch ein feines Sieb abseihen.
- Das Roggenmehl in eine Schüssel geben und den noch heißen Kräutertee hinzufügen, umrühren oder pürieren und mindestens 2 Stunden mit einem sauberen, trockenen Baumwolltuch abgedeckt stehen lassen.
- Den flüssigen Teig in das gesamte Haar sanft einmassieren und anschließend gründlich ausspülen.

Das Shampoo ist für den sofortigen Verbrauch bestimmt und nicht zur Lagerung geeignet.

Roggenshampoo mit Frühlingskräutern

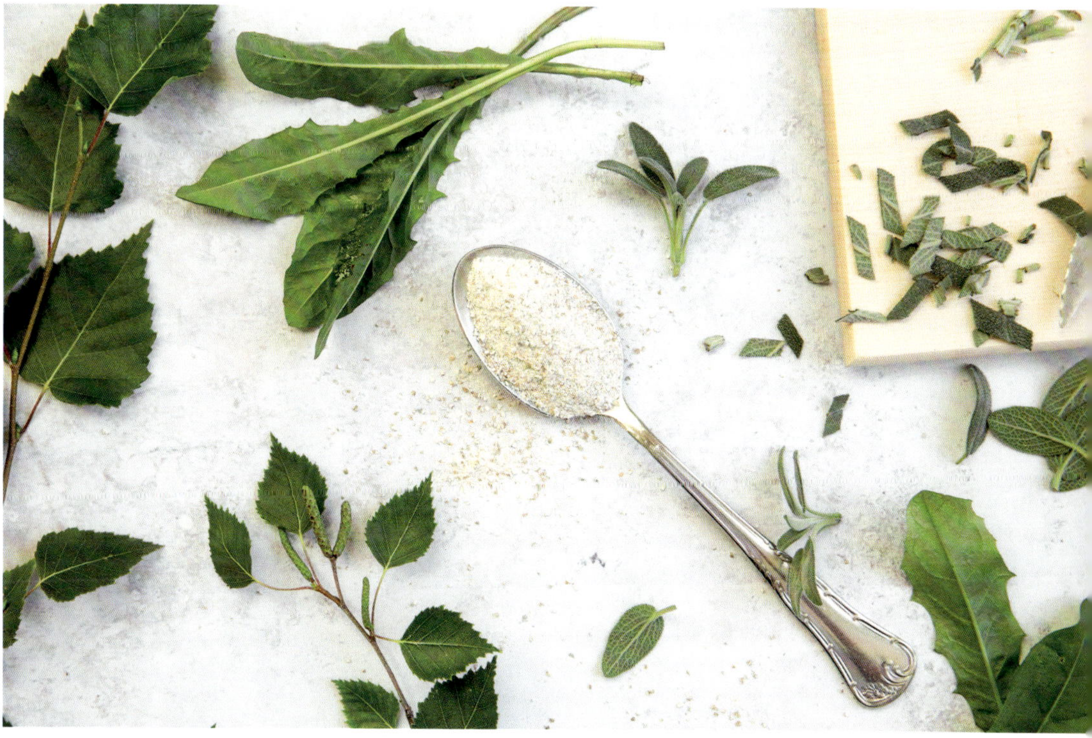

RHABARBER-SHAMPOO

- 2 cm Rhabarber-Stängel
- 2,5 EL Roggenmehl
- 150 g Wasser

Rhabarber reinigt und neutralisiert Kalkreste auf Kopfhaut und Haaren. Kalk kann sich tatsächlich, wenn man hartes Wasser hat, durch das Haarewaschen in Verbindung mit basischer Seife oder Shampoo auf dem Kopf ablagern.

» Den Rhabarber klein schneiden.
» Alle Zutaten in einem hohen, schmalen Gefäß pürieren und mindestens 2 Stunden mit einem sauberen, trockenen Baumwolltuch abgedeckt stehen lassen.
» Die Masse in das gesamte Haar sanft einmassieren und anschließend gründlich ausspülen.

Dieses Shampoo ist zum sofortigen Verbrauch bestimmt und nicht zur Lagerung geeignet.

FESTE HAARSEIFEN

Sie liegt im Trend und Puristen und Naturfreunde lieben sie – die Haarseife. Immer mehr Menschen greifen für die Reinigung ihrer Haare und die Pflege der Kopfhaut zur festen Seife, auch um Verpackungsmüll zu minimieren.
Naturseife ist grundsätzlich in den Abwässern abbaubar und daher viel umweltfreundlicher als konventionelle Seife. Ein Nebeneffekt bei der Verwendung von Naturseifen: Im Badezimmer stehen nicht mehr so viele Pflegeprodukte herum. Das ist überdies beim Reisen äußerst praktisch, der Waschbeutel wird überschaubar klein und Seife kann bedenkenlos im Flugzeug mitgenommen werden.
Um einen intensiven Schaum zu erhalten, wird die Seife mit den Händen aufgeschäumt und im nassen Haar gleichmäßig verteilt. Nach dem Einschäumen mit lauwarmem Wasser das Haar richtig gut ausspülen.
Die Umstellung von handelsüblichem Shampoo auf Naturseife kann etwas dauern. Während der Umstellungsphase und bei kalkhaltigem Wasser kann es hilfreich sein, die Haare mit Apfelessig oder Zitronensaft zu spülen. Bei den Spülungen (siehe Seite 146) sind einige Rezepte aufgeführt.
Falls du dich mit der Umstellung nicht wohlfühlst, empfehle ich, die Seifensorte zu wechseln und zu testen, welche Seife zu deinen eigenen Haaren am besten passt. Sollte die Umstellung nicht funktionieren, spielen verschiedene Faktoren eine Rolle: der Härtegrad

des Wassers, die Färbung oder Tönung und die Beschaffenheit der Haare und die eigene Geduld. Nicht jedes Haar ist für Haarseife geeignet. Viele Menschen, die umgestellt haben, sind völlig begeistert und bei anderen funktioniert es einfach nicht.
Ich freue mich, dass ich meine Haare schon jahrelang nur noch mit Seife und Wasser wasche. Selbst die Essigspülung kann ich bei unserem weichen Wasser weglassen. Die Kopfhaut fühlt sich gut an, der starke Juckreiz ist völlig weg. Meine Haare sind fülliger und länger geworden. Statt mir wie früher täglich die Haare zu waschen, wasche ich nur noch zwei Mal pro Woche und es fühlt sich total gut an.
Die Mindeshaltbarkeit dieser Naturseifen mit den frischen oder getrockneten Zusätzen beträgt etwa 1 Jahr bei Zimmertemperatur.

HAARSEIFE MIT BRENNNESSELN

Mit ihren vielen Mineralstoffen, Spurenelementen und Gerbstoffen sind Brennnesseln für fettige Haare besonders empfehlenswert. Bei Schuppen und Haarausfall können sie kräftigend und regenerierend wirken.

- 1 TL Brennnesselblätter, getrocknet
- 50 g Haarseife (alternativ eine Naturseife verwenden)
- 2 g Molkepulver

- Brennnesselblätter im Mörser fein zerreiben.
- Die Haarseife mit der Küchenreibe auf einem Teller zu feinen Seifenflocken reiben.
- Das Molkepulver dazugeben.
- Alles vermengen und mit den Händen zu einer Seife verkneten.
- Nun darf die Seife auf dem Teller kreativ ausgeformt werden.
- Mit Ausstechförmchen geht es schnell und unkompliziert, einfach die Seifenmasse in die Förmchen drücken und mit viel Gefühl ausformen.
- Die Seife einige Tage bei Zimmertemperatur aushärten lassen.

Die Haarseife ist bei Zimmertemperatur etwa 1 Jahr haltbar. Trocken lagern.

Haarseife wie sie für dieses Rezept als Grundzutat benötigt wird, enthält Pflanzenöle und Zutaten, die die Haare und die Kopfhaut pflegen. Sie wurde speziell für Haare konzipiert.

ERDBEERSEIFE

50 g Ziegenmilchseife (Naturseife)
½ TL Erdbeermus (Rezept siehe Seite 52)
1 TL Roggenmehl

Eine reichhaltige Seife für weiches Haar. Erdbeeren sind reich an Antioxidantien, Vitaminen und Mineralstoffen.

- Die Ziegenmilchseife mit der Küchenreibe auf einem Teller zu feinen Seifenflocken reiben.
- Das Erdbeermus unterrühren.
- Wenn die Seife mit dem Erdbeermus zu weich ist, dann so viel Roggenmehl dazugeben, bis die Seife eine formbare Konsistenz bekommt.
- Die Seife kreativ ausformen und einige Tage aushärten lassen.

Bei Zimmertemperatur ist die Erdbeerseife etwa 1 Jahr haltbar. Trocken lagern.

HONIG-HAFER-SEIFE

50 g Honigseife (Naturseife)
2 g Honig
1 TL Hafermehl

Hafer besitzt viele Mineralstoffe, Vitamine und Spurenelemente. Schleimstoffe und Stärke beruhigen zudem die Kopfhaut. In Kombination mit Honig ist die Seife nicht nur für die Haare, sondern auch für den gesamten Körper prima geeignet.

- Die Honigseife mit der Küchenreibe auf einem Teller zu feinen Seifenflocken reiben.
- Den Honig über die Seifenflocken geben.
- Das Hafermehl dazugeben.
- Alles zu einer einheitlichen Seife verkneten.
- Sollte die Seife noch zu weich sein, mit zusätzlichem Hafermehl verkneten.
- Kreativ ausformen.
- Die Seife einige Tage bei Zimmertemperatur aushärten lassen.

Bei Zimmertemperatur ist die Seife ein halbes Jahr lang haltbar. Trocken lagern.

BIRKENBLÄTTER-SEIFE

Für die Kopfhaut sind die Inhaltsstoffe von Birkenblättern sehr wohltuend. Sie helfen bei schuppiger Kopfhaut oder bei Haarausfall.

- 1 EL Birkenblätter, getrocknet
- 50 g Naturseife
- 5 Tropfen reines ätherisches Kiefernnadelöl

» Birkenblätter mit einem Mörser pulverisieren.
» Die Naturseife mit der Küchenreibe auf einem Teller zu feinen Seifenflocken reiben.
» 2 Prisen Birkenblätterpulver über die Seifenflocken geben.
» Mit dem Kiefernnadelöl beduften.
» Alles miteinander verkneten und ausformen.
» Einige Tage bei Zimmertemperatur aushärten lassen.

Bei Zimmertemperatur ist die Seife 1 Jahr haltbar. Trocken lagern.

ROSMARIN-BRENNNESSEL-SEIFE

Rosmarin und Brennnesseln sind durch ihre Gerbstoffe bei fettigen Haaren empfehlenswert.

- 50 g Naturseife
- 1 TL Brennnesselblätter, getrocknet
- 1 TL Rosmarinblätter, getrocknet
- 5 Tropfen reines ätherisches Rosmarinöl

» Die Naturseife mit der Küchenreibe auf einem Teller zu feinen Seifenflocken reiben.
» Die getrockneten Brennnessel- und Rosmarinblätter fein mörsern.
» Gemörserte Kräuter und Rosmarinöl auf die Seife geben.
» Alles zu einer einheitlichen Masse verkneten und ausformen.
» Einige Tage bei Zimmertemperatur aushärten lassen.

Bei Zimmertemperatur ist die Seife 1 Jahr haltbar. Trocken lagern.

MOLKE-SALBEI-SEIFE

Die Milchsäure der Molke reinigt und neutralisiert. Sie macht die Haare weich und glänzend und ist für alle Haartypen geeignet. Milchprodukte cremen die Kopfhaut natürlich und sanft ein.

- 50 g Naturseife
- 1 EL Salbeiblätter, getrocknnet
- 5 g Molkepulver
- 5 Tropfen reines ätherisches Salbeiöl

» Die Naturseife auf einem Teller mit der Küchenreibe zu feinen Seifenflocken reiben.
» Den Salbei im Mörser pulverisieren, über die Seifenflocken streuen.
» Mit dem Molkepulver und dem Salbeiöl verkneten.
» Die Seife kreativ ausformen.
» Einige Tage bei Zimmertemperatur aushärten lassen.

Die Seife ist 1 Jahr bei Zimmertemperatur haltbar. Trocken lagern.

SPÜLUNGEN

Spülungen werden immer über das frisch gewaschene Haar gegeben. Die Klassiker der Spülungen sind solche mit einem Zusatz an Zitronensaft und Apfelessig. Beide neutralisieren mögliche Kalkreste in den Haaren. Zudem lassen sie die Haare weich und kämmbar werden. Nach einigen Minuten kann der Essig ausgespült werden. Anschließend mit einem Tuch die Haare sanft trocken tupfen. Die Apfelessig-Spülung kann jedoch auch gerne in den Haaren bleiben und braucht nicht ausgespült zu werden, das gibt einen zusätzlichen Glanz. Ich selbst mag Apfelessig nicht auf meiner Kopfhaut belassen und spüle ihn deshalb nach einer Einwirkzeit aus. Es darf jeder nach seinem Empfinden entscheiden, ob er die Spülung in den Haaren lässt oder wieder auswäscht.

APFELESSIG-SPÜLUNG – DER KLASSIKER

- 100 ml lauwarmes Wasser
- 1 EL Apfelessig oder Zitronensaft

Diese Menge reicht für eine Anwendung.

Apfelessig tut der Kopfhaut gut, denn deren pH-Wert liegt im schwach sauren Bereich. Essigspülungen nach der Haarwäsche (Seife ist basisch) können also helfen, den pH-Wert der Kopfhaut wieder in seinen natürlichen Bereich zu bringen. Dies schützt sie vor Bakterien.

» Wasser und Apfelessig oder Zitronensaft in einem Becher mischen.
» Die Haare damit abspülen.

BIRKENWASSER-SPÜLUNG

- 200 g Wasser
- 5 g Birkenblätter, getrocknet
- 5 g Brennnesselblätter, getrocknet
- 20 g Apfelessig

Diese Menge ist ausreichend für eine Anwendung.

Birke stärkt die Kopfhaut. Die Spülung kann bei schuppiger Kopfhaut oder bei Haarausfall verwendet werden. Birkenblätter enthalten Flavonoide, Bitter- und Gerbstoffe, Saponine, Salicylate, Ascorbinsäure und Mineralien wie Kalium und Kalzium.

» Das Wasser zum Kochen bringen, Birken- und Brennnesselblätter in einer Tasse damit überbrühen.
» Abkühlen lassen und abseihen.
» Den Apfelessig dazugeben.
» Über die Haare gießen, eine halbe Stunde einwirken lassen, dann ausspülen und die Haare sanft trocken tupfen.

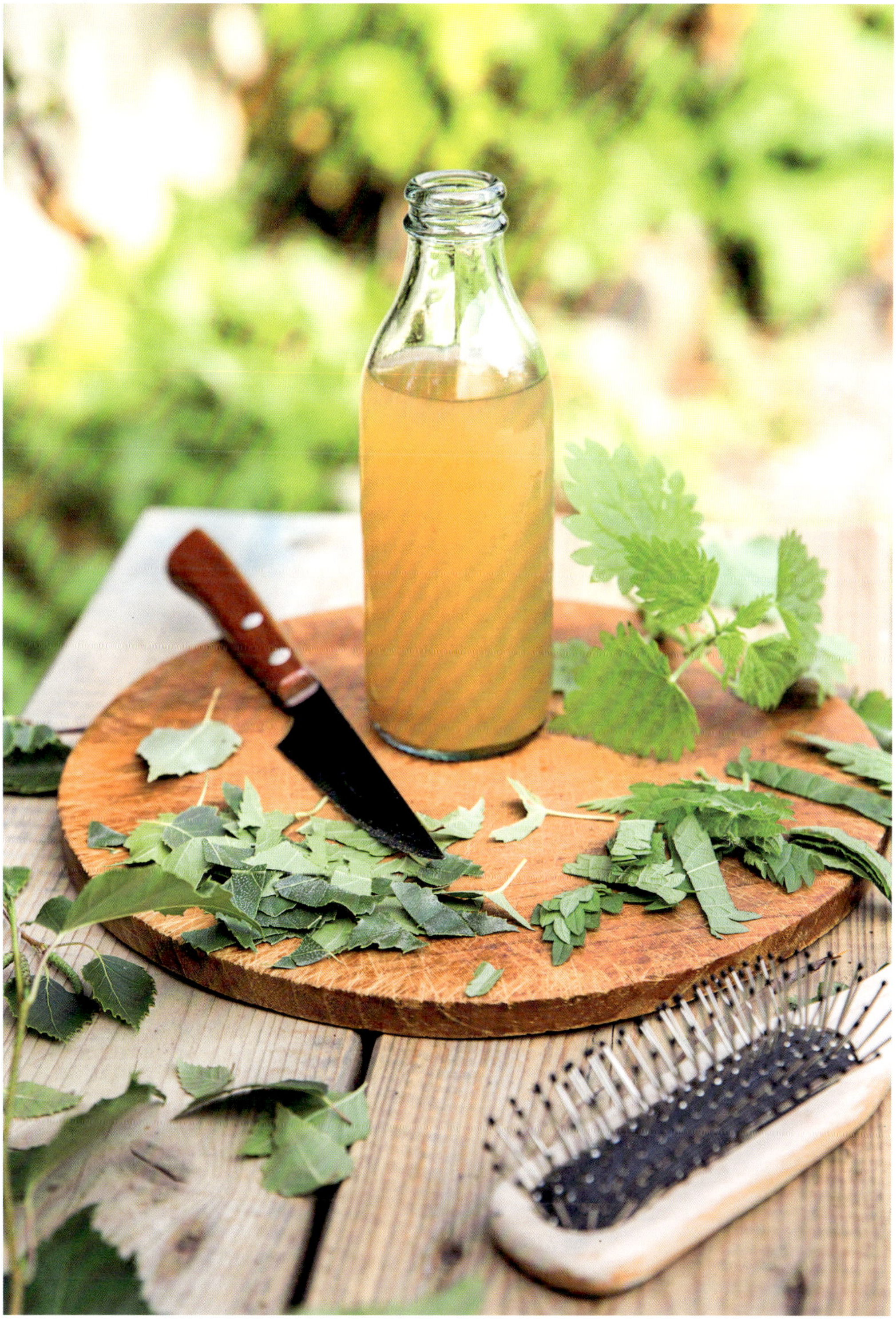

Birkenwasser-Spülung

QUITTEN-GEL FÜR DIE HAARE

10 g Quittenkerne

100 ml kaltes Wasser

Diese Menge ist ausreichend für eine Anwendung.

Bei fettigen Haaren pflegt der Schleim aus den Quittenkernen. Das Quitten-Gel kannst du direkt in Haar und Kopfhaut einmassieren, es braucht nicht ausgespült zu werden. Bei dünnem Haar festigt und pflegt es gleichzeitig.

- Quittenkerne in einen Topf mit dem kalten Wasser geben.
- Die Flüssigkeit mit den Kernen aufkochen.
- Während des Kochens um die Hälfte reduzieren lassen.
- Die Kerne abseihen und das Quitten-Gel handwarm über das frisch gewaschene Haar gießen.
- Sanft in die Kopfhaut einmassieren.

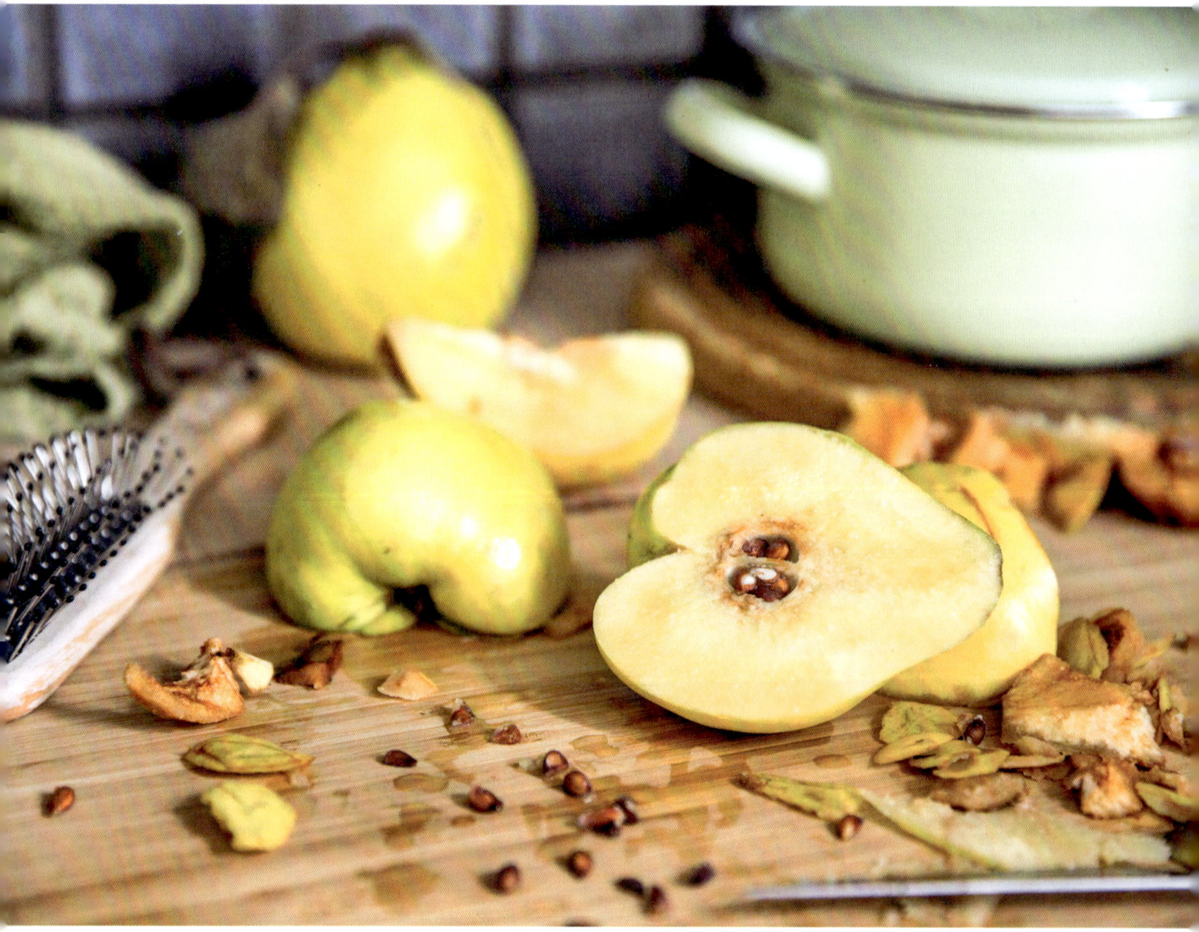

Quitten-Gel für die Haare

HONIG-SPÜLUNG MIT FRISCHER PFEFFERMINZE

Honig durchblutet die Kopfhaut und stärkt das Haar. Gleichzeitig wirkt er entzündungshemmend. Pfefferminze belebt und erfrischt müde Zellen.

- 100 g Wasser
- 2 EL Pfefferminzeblätter, getrocknet
- 20 g Honig

Diese Menge ist ausreichend für eine Anwendung.

- Das Wasser zum Kochen bringen.
- Pfefferminze in einer Tasse mit dem kochenden Wasser überbrühen.
- 5 Minuten abgedeckt ziehen lassen.
- Das Kraut mit einem Teesieb abseihen.
- Den Honig in dem noch warmen Tee auflösen.
- Die Spülung abkühlen lassen.
- Gerne darf diese Spülung lauwarm über den Kopf gegossen werden. Einige Minuten einwirken lassen und mit warmem Wasser ausspülen.

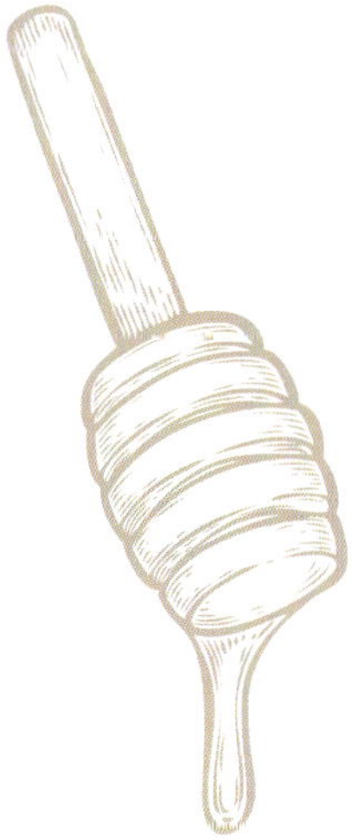

SERVICE

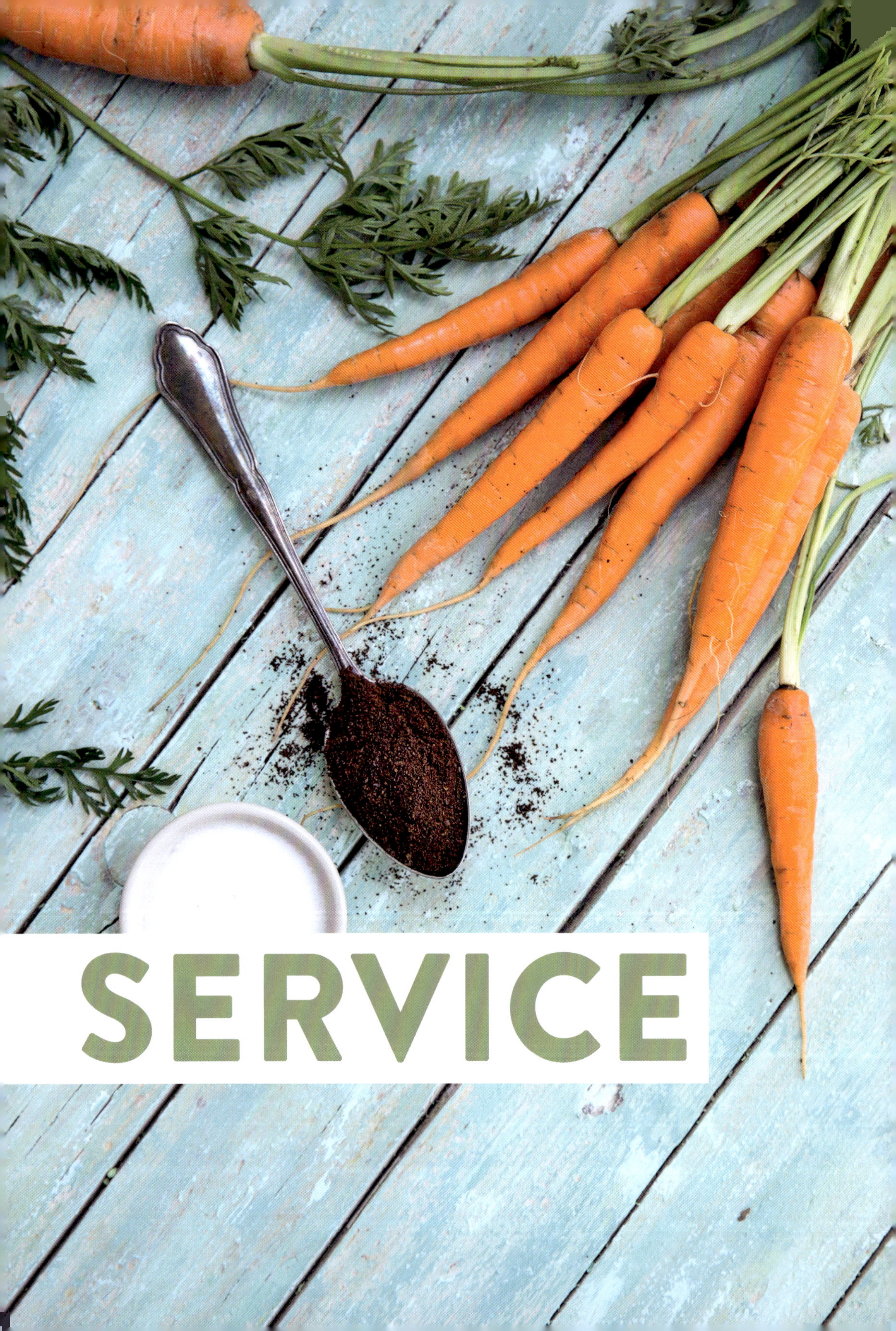

BEZUGSQUELLEN

NATURSEIFEN

Fixenaturhof – Naturseife
Melanie Göppert
In der Steig 6
77978 Schuttertal
www.fixenaturhof.de oder
www.fixenbauernhof-schuttertal.de
Webseite und Shop der Autorin. Hier gibt es alle im Buch beschriebenen Seifensorten.

HONIGSEIFE, MILCHSEIFEN, BIOSEIFEN

Seife und Sinne
Barbara Prax
Handel mit Naturseifen und -kosmetik
Bei der Kirche 22 A
99510 Ilmtal-Weinstraße, OT Kromsdorf
www.seife-sinne.de
Hier erhält man verschiedenste, aus reinen natürlichen Pflanzenölen bestehende Seifen mit wohltuenden, luxuriösen Inhaltsstoffen.

Waschbär
Triaz GmbH
Sitz der Gesellschaft
Wöhlerstraße 4
79108 Freiburg im Breisgau
www.waschbaer.de
In diesem Webshop erhälst du Milchseifen, Olivenölseifen und Haarseifen von unterschiedlichen Herstellern. Auch Seifensäckchen kann man hier kaufen.

ALEPPOSEIFE, OLIVENÖLSEIFE, HAARSEIFE

Alepeo
Wail Hazwani – Pegasus Trade
Kehn 35
47918 Tönisvorst
www.alepeo.de
Alepeo bietet feinste Alepposeifen mit unterschiedlichen Lorbeerölgehalten an.

BIOSEIFEN

Heiligkreuzer-Seifen
Wolfgang Frey
Untergasse 4
CH-8888 Heiligkreuz (Mels)
www.heiligkreuzer-seife.ch
Eine Seifenmanufaktur in der Schweiz, die vielfältige Bioseifen, auch Haarseifen, und Seifenzubehör anbietet.

SilviaSeifen – die Biomanufaktur
Silvia Koch
Wendelsborn 43
66606 St. Wendel
www.silviaseifen.de
Handgemachte, palmölfreie Naturseifen in Bio-Qualität.

Auf Kunsthandwerker- oder Kräutermärkten kannst du Seifensieder finden, die eine Auswahl naturreiner Seifen in Bioqualität anbieten.

PFLANZENFETTE UND -ÖLE

Stübener Kräutergarten
Michael Hinterauer
Stüben 6
A-6850 Dornbirn
www.hinterauer.info/shop
Zertifizierter Bio-Landwirt, Bio-Hersteller und Bio-Händler, in dessen Webshop du alle in diesem Buch benötigten Pflanzenöle und ätherischen Öle bestellen kannst – von Avocadoöl bis Zitronenöl. Auch Zerstäuber, Roll-On-Flaschen für Deos und leere Lippenstift-Hülsen werden hier angeboten.

Ölmühle Solling GmbH
Höxtersche Straße 3
D-37691 Boffzen
www.oelmuehle-solling.de
Eine Manufaktur mit Familientradition. Die kaltgepressten Bio-Öle aus Nüssen und Saaten werden nur in kleinen Chargen nach Bedarf hergestellt, direkt abgefüllt und versendet.

Bio Planète – Ölmühle Moog GmbH
Klappendorf 2
01623 Lommatzsch (Sachsen)
www.bioplanete.com
Im sächsischen Klappendorf ist der Sitz der 2011 gegründeten Firma „Ölmühle Moog“ und des Vertriebsbüros. Die Firma bietet viele hochwertige native Bio-Speiseöle an, bis auf wenige Ausnahmen vegan und in Rohkostqualität.

Sonnengereift
Lorettostraße 48
79100 Freiburg im Breisgau
www.sonnengereift.de
Bei Sonnengereift in Freiburg bekommst du gutes Olivenöl direkt aus Sizilien.

KRÄUTER

Die Kräutermanufaktur
Kräuterland Baden-Württemberg e.V.
Unterdorfstraße 13
77963 Schwanau-Ottenheim
https://kraeuterland-bw.de
Qualifizierte Kräuterfachfrauen bauen die Kräuter biologisch an und ernten sie von Hand. Regional und in bester Qualität.

ALTE OBSTSORTEN

Obstparadies Staufen
Im Gaisgraben 17
79219 Staufen im Breisgau
www.obstparadies-staufen.de
Ein bäuerlicher Familienbetrieb, bei dem man ungespritztes Obst aus seinen eigenen Streuobstanlagen bekommen kann. Besonders die alten Obstsorten sind interessant für allergiegeplagte Menschen.

WEINGEIST

Brennerei Keßler
Inh. Markus Keßler
Breitsodstraße 4
77740 Bad Peterstal-Griesbach
www.brennerei-kessler.de
Als Grundstoff für ihren Bio-Weingeist verwendet die Brennerei Keßler Bio-Weizen aus kontrolliert biologischem Anbau (KBA). Der Weingeist wird hier in verschiedenen Gebinden (500 ml, 2 Liter usw.) mit einem Alkoholgehalt von 96,4 % angeboten. Eine Mischtabelle wird mitgeliefert, so dass der Alkoholgehalt problemlos auf niedrigere Konzentrationen herabgesetzt werden kann.

QUITTENKERNE

Kräuterparadies Lindig
Blumenstraße 15
80331 München
www.phytofit.de
Die Quittenkerne kannst du im Webshop in einer Menge von 20, 50 oder 100 g kaufen.

WEITERE ZUTATEN

Hydrolate und **reine ätherische Öle** bekommst du in jeder Apotheke. **Aloe-Vera-Frischsaft** und **Molkepulver** werden in vielen Bioläden angeboten.

ZUM WEITERLESEN

Dr. med. Yael Adler: **Haut Nah.** Droemer Verlag, München 2016.

Katharina Bodenstein: **Naturkosmetik aus meinem Garten.** Jan Thorbeke Verlag der Schwabenverlag AG, Ostfildern 2012.

Ruth von Braunschweig: **Pflanzenöle Qualität, Anwendung und Wirkung.** Stadelmann Verlag Wiggensbach 2007.

Ursel Bühring: **Alles über Heilpflanzen.** Verlag Eugen Ulmer, Stuttgart 2018.

Ursel Bühring, Bernadette Bächle-Helde: **Heilkraft von Obst und Gemüse.** Verlag Eugen Ulmer, Stuttgart 2017.

Petra Doleschalek: **Badespaß und feine Seifen selbst gemacht.** Verlag Books on Demand, Norderstedt 2011.

Susanne Fischer-Rizzi: **Himmlische Düfte.** AT Verlag, Aarau und München 2002.

Andrea Frommherz, Edit Günter-Biedermann: **Kinderwerkstatt Zauberkräuter.** AT Verlag, Aarau, Schweiz 1997.

Pia Hess: **Naturkosmetik.** gutzumdruck, Luzern 2011.

Ingeborg Josel: **Cremes und Salben selbst gerührt.** Leopold Stocker Verlag, Graz 2014.

Heike Käser: **Naturkosmetik selber machen.** Freya Verlag, Linz 2012.

Suanne Kehrbusch: **Alles klar mit Haut und Haar.** Emu Verlag, Lahnstein 2001.

Brigitte Kengeter: **Die Bedeutung von Ziegenmilch für die menschliche Ernährung.** 2003. Datenbank Organic Eprints (http://www.orgprints.org/2717).

Rita und Frank Lüder: **Wildpflanzen zum Genießen.** Kreativpinsel Verlag, Neustadt 2011.

Bettina Malle, Helge Schmickl: **Ätherische Öle selbst herstellen.** Verlag Die Werkstatt, Göttingen 2005.

Christine Monsberger: **Naturkosmetik ganz leicht selber machen.** Löwenzahn Studienverlag, Innsbruck 2012.

Gabriela Nedoma: **Grüne Kosmetik.** Freya Verlag, Linz 2014.

Gabriela Nedoma: **Naturwaschmittel Rosskastanie.** Aesculus Verlag, Wolkersdorf 2015.

Ulla Rahn-Huber: **Natürlich heilen und pflegen mit Aloe Vera.** RiWei-Verlag GmbH, Hainsacker 2016.

Michael Rogall: **MännerHaar Sprechstunde.** Quell Verlag GmbH, Frankfurt am Main 2015.

REGISTER

G

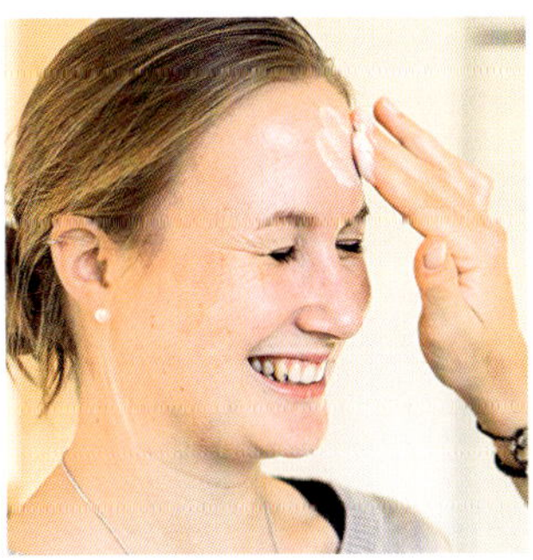

H

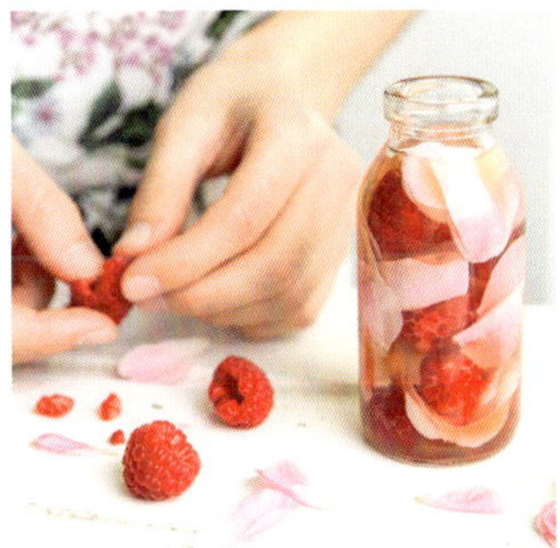

J

K

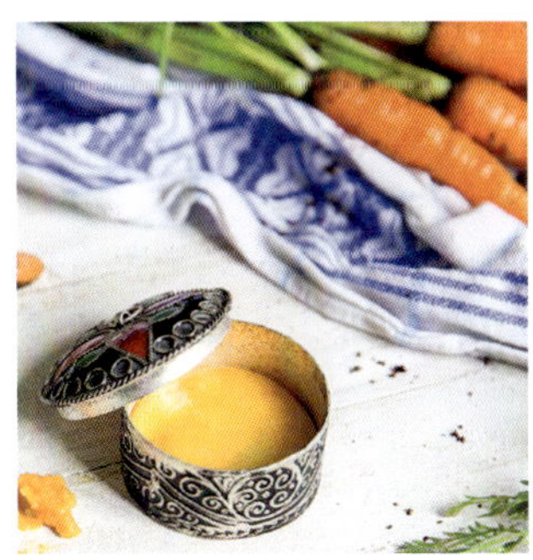

L

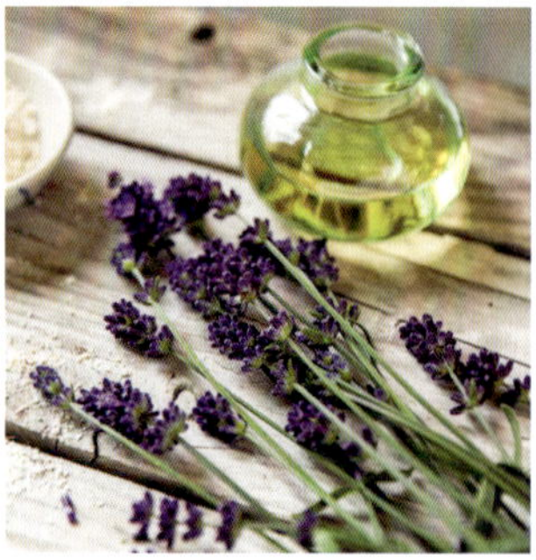

M

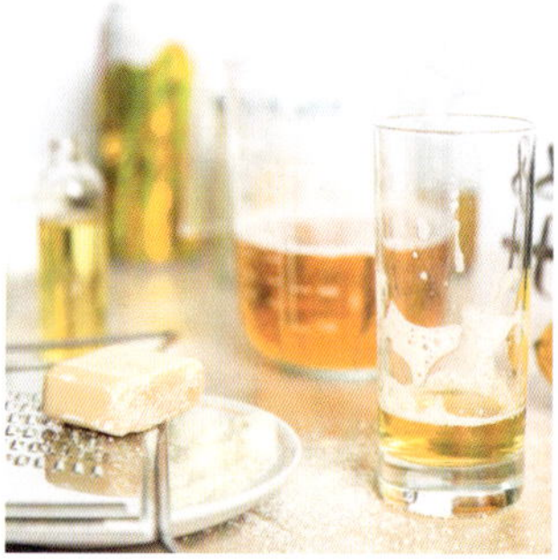

N

O

P

Q

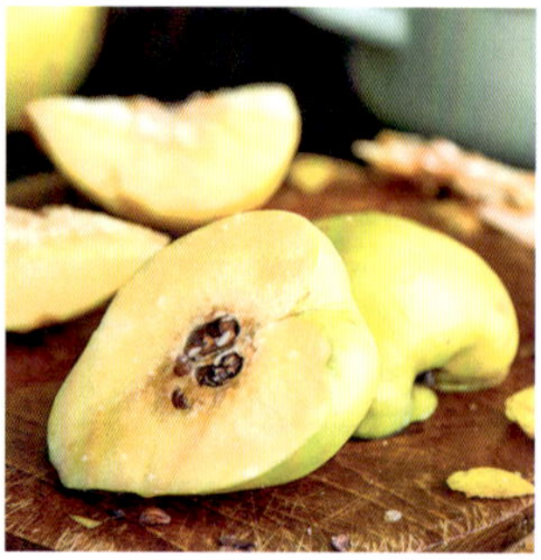

R

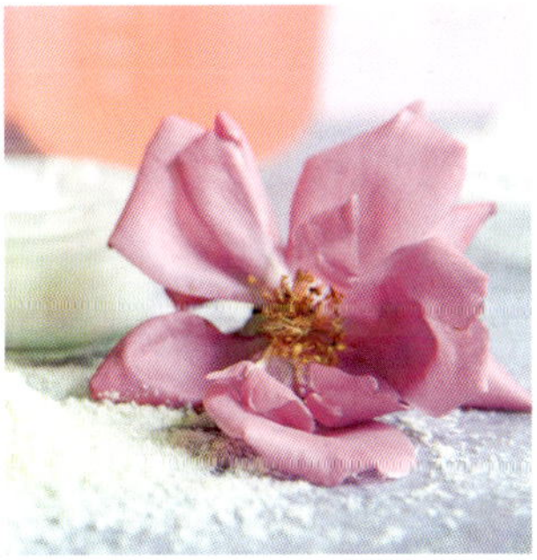

S

T

U

V

W

Z

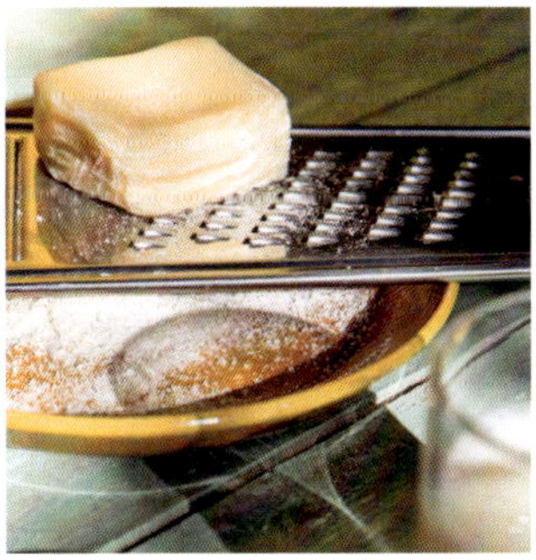

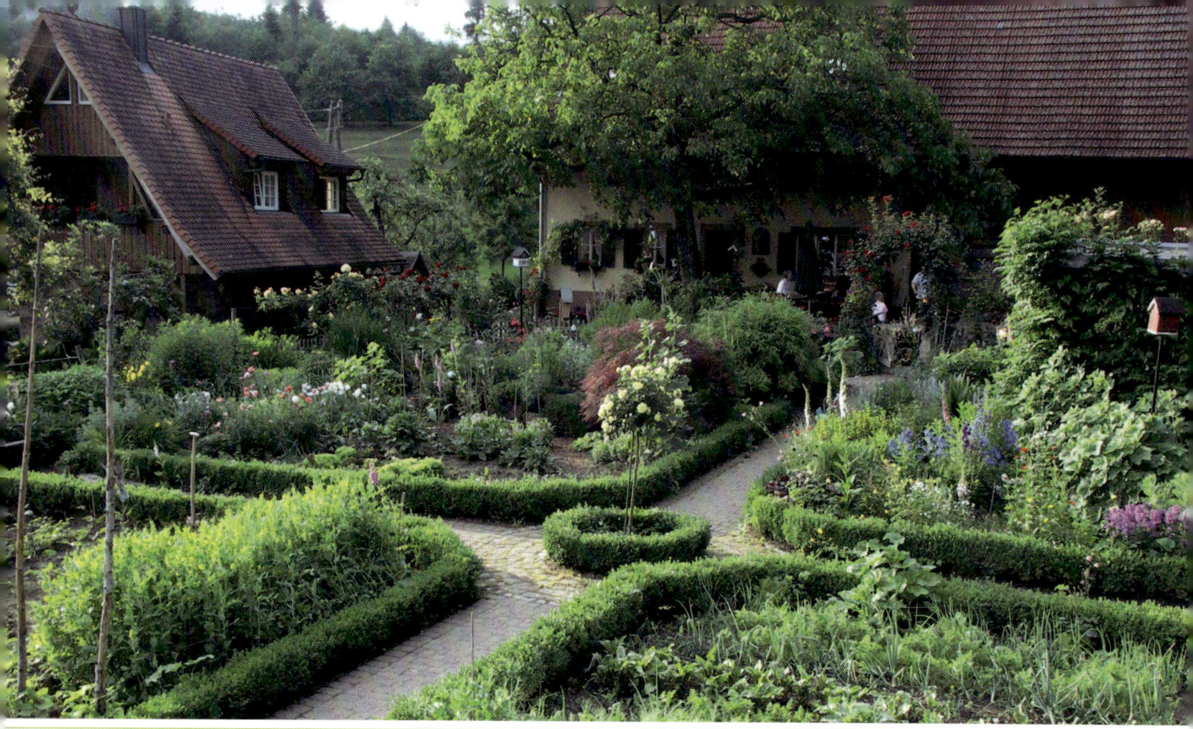

Bauerngarten- und Wildkräuterland Baden e.V.
kraeuter-regio.de

Das Netzwerk ***Bauerngarten- und Wildkräuterland Baden e.V.*** *ist ein Zusammenschluss von Kräuterpädagogen, Bauerngärtnerinnen, Phytotherapeuten, Naturpädagogen, Natur- und Gästeführern sowie weiteren Natur- und Pflanzeninteressierten.*
In dem 2009 gegründeten Verein fließen altes und neues Pflanzenwissen, jahrelange Erfahrungen und vielseitige Fachkompetenz zu einem großen Wissensfundus zusammen.

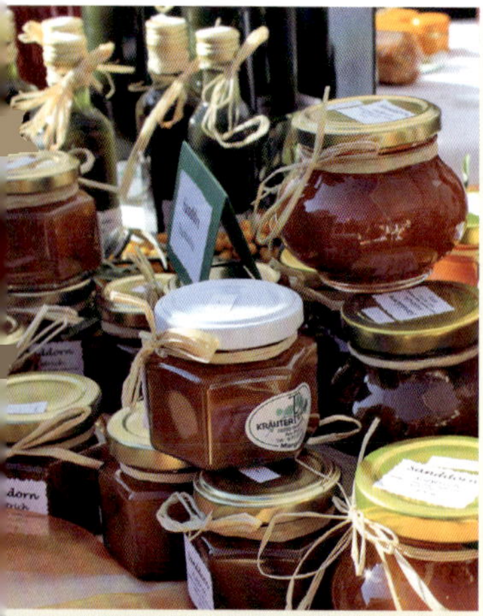

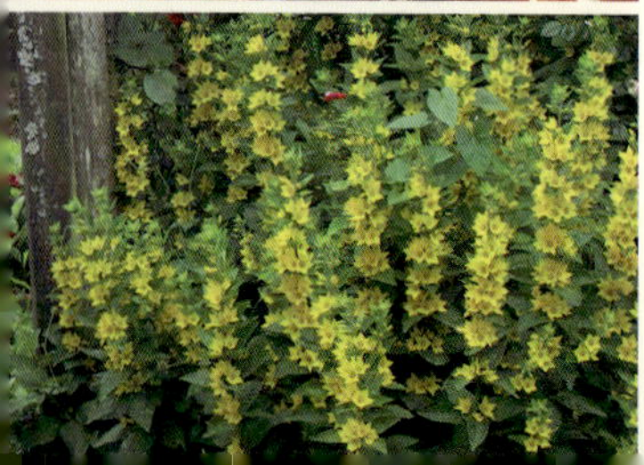

Der Verein und seine Mitglieder bieten an:

- Wildkräuterexkursionen
- Heilpflanzenseminare
- Fachvorträge
- Mehrtägige Kräuter- und Gartenkurse
- Organisation von Bauerngarten-Exkursionen für Gruppen und Vereine
- Kräuter- und Teegenüsse besonderer Art und Qualität

Besondere Veranstaltungen:

- Tag des offenen Bauerngartens im Juli der geraden Jahre
- Vertretung auf Naturpark-Märkten
- Badischer Kräutertag im Naturpark im Frühsommer der ungeraden Jahre

Informationen unter **www.kraeuter-regio.de**

HIER KÖNNEN SIE WEITERLESEN:

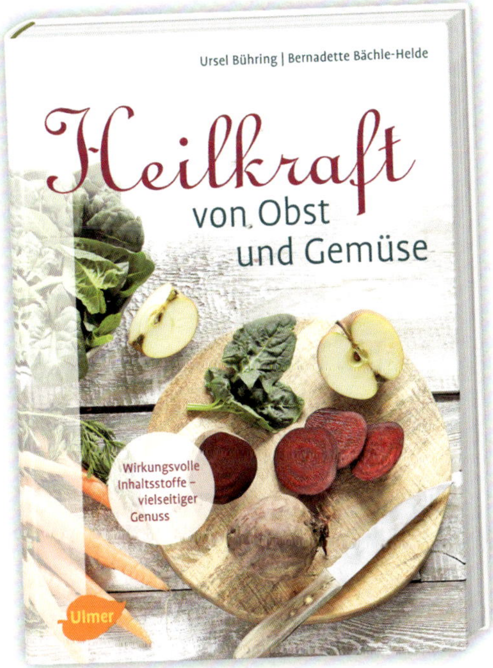

Heilkraft von Obst und Gemüse.
Wirkungsvolle Inhaltsstoffe
– vielseitiger Genuss.
Ursel Bühring, Bernadette Bächle-Helde.
2017. 224 Seiten, 120 Farbfotos, geb.
ISBN 978-3-8001-0894-7.

Einfach gesund essen? Heilkräuter kennt man, aber Heilgemüse, Heilobst? Und ob! Alle Pflanzen bilden Inhaltsstoffe gegen Bakterien, Viren, Pilze und andere Einflüsse. Diese Stoffe können wir nutzen: Sie schützen Zellen und Gefäße, beugen Diabetes und Krebs vor, unterstützen Haut und Augen. Sie werden erstaunt sein, wie viel Heilkraft in unserem Obst und Gemüse steckt. Ursel Bühring und Bernadette Bächle-Helde beleuchten in ausführlichen Porträts 36 regionale Obst- und Gemüsearten mit ihren einmaligen gesundheitlichen Wirkungen. Sie geben Tipps für saisonalen Einkauf und optimale Zubereitung. Eine Fülle von Heilzubereitungen und Genussrezepten machen Lust auf die tägliche Küchenapotheke.

Bildquellen
Fotografie: Anna-Lena Holm, annalenaholm.com
Zeichnungen: EngravingFactory / Shutterstock.com

Die in diesem Buch enthaltenen Empfehlungen und Angaben sind von der Autorin mit größter Sorgfalt zusammengestellt und geprüft worden. Eine Garantie für die Richtigkeit der Angaben kann aber nicht gegeben werden. Autorin und Verlag übernehmen keine Haftung für Schäden und Unfälle. Bitte setzen Sie bei der Anwendung der in diesem Buch enthaltenen Empfehlungen Ihr persönliches Urteilsvermögen ein.
Der Verlag Eugen Ulmer ist nicht verantwortlich für die Inhalte der im Buch genannten Websites.

Bibliografische Information der Deutschen Nationalbibliothek
Die Deutsche Nationalbibliothek verzeichnet diese Publikation in der Deutschen Nationalbibliografie; detaillierte bibliografische Daten sind im Internet über http://dnb.d-nb.de abrufbar.

Wollgrasweg 41, 70599 Stuttgart (Hohenheim)
E-Mail: info@ulmer.de
Internet: www.ulmer.de

Lektorat: Ina Vetter, Christine Hutschenreuther, Sabine Drobik
Herstellung: Gabriele Wieczorek
Umschlag-Gestaltung: Michaela Mayländer, Stuttgart
Layout und Satz: Antje Warnecke, Appen
Reproduktion: TimeRay Visualisierungen, Jettingen
Druck und Bindung: Friedrich Pustet, Regensburg
Printed in Germany

MIX
Papier aus verantwortungsvollen Quellen
FSC® C014889

ISBN 978-3-8186-0957-3